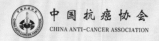

中国抗癌协会
CHINA ANTI-CANCER ASSOCIATION

黑色素瘤

中国肿瘤整合诊治指南（CACA）

CACA GUIDELINES FOR HOLISTIC INTEGRATIVE MANAGEMENT OF CANCER

2022

丛书主编 ◎ 樊代明

主　编 ◎ 郭　军

U0244813

天津出版传媒集团
天津科学技术出版社

图书在版编目（CIP）数据

中国肿瘤整合诊治指南. 黑色素瘤. 2022 / 樊代明
丛书主编；郭军主编. — 天津：天津科学技术出版社，
2022.6

ISBN 978-7-5742-0124-8

Ⅰ. ①中… Ⅱ. ①樊… ②郭… Ⅲ. ①黑色素瘤—诊
疗—指南 Ⅳ. ①R73-62

中国版本图书馆 CIP 数据核字(2022)第 107066 号

中国肿瘤整合诊治指南. 黑色素瘤. 2022
ZHONGGUO ZHONGLIU ZHENGHE ZHENZHI ZHINAN.
HEISESULIU.2022

策划编辑：	方　艳	
责任编辑：	张　跃	
责任印制：	兰　毅	
出　　版：	天津出版传媒集团	
	天津科学技术出版社	
地　　址：	天津市西康路35号	
邮　　编：	300051	
电　　话：	(022)23332390	
网　　址：	www.tjkjcbs.com.cn	
发　　行：	新华书店经销	
印　　刷：	天津中图印刷科技有限公司	

开本 787×1092　1/32　印张 3.25　字数 57 000
2022年6月第1版第1次印刷
定价：32.00元

梁后杰　楼　芳　魏文斌

执笔人

连　斌　毛丽丽

目录

第一章　概述 ·······································001

第一节　流行病学 ·······························001

第二节　预防及筛查 ···························001

第二章　诊断原则 ·······························004

第一节　病理诊断原则 ·······················004

1　病灶活检 ····································004

2　病理诊断 ····································004

3　分子分型 ····································005

第二节　影像诊断原则 ·······················006

第三章　MM分期 ·································008

第四章　MM外科手术原则 ····················012

第一节　原发灶手术 ·························012

1　扩大切除结果 ·····························012

2　扩大切除推荐 ·····························012

第二节　前哨淋巴结活检 ···················013

第三节　淋巴结清扫术 ·······················014

1　前哨淋巴结活检阳性后行完全性淋巴结清扫
···014

2　完全性淋巴结清扫的预后价值 ··········015

　　　3　完全性淋巴结清扫的治疗价值 ·············015

　　　4　淋巴结清扫原则 ·············016

　　第四节　指南推荐 ·············017

第五章　MM的辅助治疗 ·············018

　　第一节　传统辅助治疗 ·············018

　　第二节　免疫和靶向辅助治疗 ·············019

　　　1　Ipilimumab ·············019

　　　2　抗PD-1单抗 ·············020

　　　3　BRAF抑制剂 ·············021

　　第三节　淋巴结辅助放疗原则 ·············022

　　第四节　不同亚型MM辅助治疗原则 ·············023

　　　1　皮肤MM ·············023

　　　2　肢端MM ·············023

　　　3　黏膜MM ·············024

　　　4　葡萄膜MM ·············026

第六章　MM的晚期治疗 ·············027

　　第一节　药物治疗 ·············027

　　　1　化疗 ·············027

　　　2　靶向治疗 ·············032

　　　3　免疫治疗 ·············041

　　第二节　特殊病灶的处理 ·············056

　　　1　MM脑转移的治疗 ·············056

　　　2　MM肝转移的治疗 ·············057

　　　3　MM骨转移的治疗 ·············058

　　　4　营养支持治疗 ·············058

　　　5　中医药治疗 ·············060

第三节　特殊类型的处理 ·························061

　　1　肢端 MM ·····································061

　　2　黏膜 MM ·····································061

　　3　葡萄膜 MM ·································064

第七章　黑色素瘤的康复 ·······················065

　第一节　术后患者的康复 ·····················065

　第二节　晚期患者的康复 ·····················065

参考文献 ··068

— 第一章 ——————————————————

概述

第一节 流行病学

黑色素瘤（Melanoma，MM）在我国虽然是少见恶性肿瘤，但病死率高，发病率也在逐年增加。我国的MM与欧美白种人相比差异较大，两者在发病机制、生物学行为、组织学形态、治疗方法以及预后等方面差异较大。在亚洲人和其他有色人种中，原发于肢端的MM约占50%，原发部位多见于足底、足趾、手指末端及甲下等肢端部位，原发于黏膜，如鼻咽、口咽、食道、直肠肛管、阴道、泌尿道等部位的MM占20%~30%；但白种人，原发于皮肤的MM约占90%，常见于背部、胸腹部和下肢皮肤；原发于肢端、黏膜的MM分别只占5%、1%。

第二节 预防及筛查

对MM高危人群的筛查，有助于早发现、早诊断和早治疗，也是提高MM疗效的关键。在我国，皮肤

MM的高危人群主要包括严重日光晒伤史、皮肤癌病史、肢端皮肤有色素痣、慢性炎症及一些不恰当的处理（如盐腌、切割、针挑、绳勒等）。黏膜MM的高危因素尚不明确。建议高危人群定期自查，必要时到专科医院就诊，不要自行随意处理。

皮肤MM多由痣发展而来，痣的早期恶变症状可总结为ABCDE法则：

A 非对称（asymmetry）：色素斑的一半与另一半看似不对称。

B 边缘不规则（border irregularity）：边缘不整或有切迹、锯齿等，不像正常色素痣具有光滑的圆形或椭圆形轮廓。

C 颜色改变（color variation）：正常色素痣通常为单色，而MM表现为污浊黑色，也可有褐、棕、棕黑、蓝、粉、黑甚至白色等多种不同颜色。

D 直径（diameter）：色素痣直径>5mm或明显长大时要注意，MM通常比普通痣大，对直径>1cm最好做活检评估。

E 隆起（elevation）：一些早期MM，整个瘤体会有轻微隆起。

ABCDE法则唯一不足是未将MM的发展速度考虑在内，如几周或几个月内有显著变化的趋势。皮肤镜可弥补肉眼观察不足，可检测和对比可疑MM的变化，可显著提高MM早期诊断的准确度。MM进一步发展可出现卫星灶、溃疡、反复不愈、区域淋巴结转移和移行转移。晚期MM转移部位不同症状不一，容易转移的部位为肺、肝、骨、脑。眼和直肠来源MM容易发生肝转移。

— 第二章 ——————————

诊断原则

第一节　病理诊断原则

1　病灶活检

　　皮肤 MM 的活检方式包括切除活检、切取活检和环钻活检，一般不采取削刮活检和穿刺活检。常规推荐切除活检，切缘 0.3~0.5cm，切口应沿皮纹走行方向（如肢体一般选择沿长轴切口）。部分切取活检不利于组织学诊断和厚度测量，增加诊断和分期误判风险。切取活检和环钻活检一般仅用于大范围病变或特殊部位的诊断性活检，如在颜面部、手掌、足底、耳、手指、足趾或甲下等部位的病灶，或巨大病灶，完整切除活检无法实现时，可考虑切取活检或环钻活检。标本需完整送检，外科医师做好标记切缘，10% 甲醛溶液固定标本达 6~48 小时。

2　病理诊断

　　皮肤 MM 原发灶的病理报告应包括与治疗和预后

相关的所有内容，包括：肿瘤部位、标本类型、肿瘤大小或范围、组织学类型、Breslow厚度、有无溃疡、浸润深度（Clark水平分级）、有丝分裂率、切缘状况（包括各切缘与肿瘤的距离以及切缘病变的组织学类型）、有无微卫星转移灶或卫星转移灶、有无脉管内瘤栓、有无神经侵犯等。前哨淋巴结和区域淋巴结需报告淋巴结总数、有转移淋巴结个数及有无淋巴结被膜外受累。

3 分子分型

建议所有患者治疗前都做基因检测，目前成熟的靶点是BRAF、CKIT和NRAS，基因检测结果与预后、分子分型和晚期治疗有关。MM依基因变异可分为4种基本类型：①肢端型；②黏膜型；③慢性日光损伤型（CSD）；④非慢性日光损伤型（non-CSD，包括原发病灶不明型）。其中CSD主要包括头颈部和四肢MM，日光暴露较多，高倍镜下慢性日光晒伤小体，国外资料显示28%的MM患者发生KIT基因变异（突变或拷贝数增多），10%发生BRAF变异，5%发生NRAS变异；肢端型和黏膜型发生KIT基因变异较多，其次为BRAF突变；non-CSD，如躯干MM，大部分发生BRAF基因V600E突变（60%）或NRAS突变（20%）。我国502例原发MM标本KIT基因检测显示总体突变率

黑色素瘤

第二章 诊断原则

005

为 10.8%，基因扩增率 7.4%；其中肢端型、黏膜型、CSD、non-CSD 和原发灶不明型分别为 11.9% 和 7.3%，9.6% 和 10.2%，20.7% 和 3.4%，8.1% 和 3.2% 及 7.8% 和 5.9%。我国 468 例原发 MM 标本 BRAF 突变率为 25.9%，肢端和黏膜 MM 的突变率分别为 17.9% 和 12.5%，其中 15 号外显子的 V600E 是最常见的突变位点（87.3%）。多因素分析显示 KIT 基因和 BRAF 基因突变均是 MM 的独立预后因素，危险系数分别为 1.989（95%CI：1.263~3.131）和 1.536（95%CI：1.110~2.124），P 分别为 0.003 和 0.01。

第二节　影像诊断原则

影像学需包括：浅表淋巴结 B 超（颈部、腋窝、腹股沟、腘窝等），胸部 CT、腹盆部超声、CT 或 MRI，全身骨扫描及头颅 CT 或 MRI。

MM 的超声检查主要用于区域淋巴结、皮下结节性质判定。实时超声造影技术可揭示转移灶的血流动力学改变，特别是帮助鉴别和诊断小的肝转移、淋巴结转移等有优势。淋巴结转移的超声表现：淋巴结呈类圆形，髓质消失，边缘型血流。

CT/MRI 目前除用于 MM 临床诊断及分期外，也常用于 MM 疗效评价，瘤体测量、肺和骨等其他脏器转移评价，临床应用广泛。

经济情况好者可行全身PET-CT，特别对原发灶不明者。对Ⅲ期患者，PET-CT更有用，可鉴别CT无法确诊的病变及常规CT扫描无法显示的部位（比如四肢）。PET-CT与普通CT比发现远处病灶有优势。

第三章

MM 分期

表 3-1　AJCC 皮肤 MM 第 8 版临床 TNM 分期

原发肿瘤（T）分期		区域淋巴结（N）分期		远处转移（M）分期	
TX	原发肿瘤厚度无法评估	NX	区域淋巴结无法评估	M0	无远处转移证据
T0	无原发肿瘤证据	N0	无区域淋巴结转移证据		
Tis	原位癌				
T1	厚度≤1.0mm	N1	1个淋巴结或者无淋巴结转移但是出现以下转移：移行转移，卫星结节和/或微卫星转移	M1	有远处转移
T1a	厚度<0.8mm且无溃疡	N1a	1个临床隐匿淋巴结转移（镜下转移，例如经前哨淋巴结活检诊断）	M1a	转移至皮肤、软组织（包括肌肉）和/或非区域淋巴结转移
				M1a（0）	LDH正常
				M1a（1）	LDH升高
T1b	厚度<0.8mm且有溃疡0.8~1.0mm	N1b	1个临床显性淋巴结转移	M1b	转移至肺伴或不伴M1a转移

				M1b (0)	LDH正常
				M1b (1)	LDH升高
		N1c	无区域淋巴结转移,但是出现以下转移:移行转移,卫星转移和/或微卫星转移	M1c	非中枢神经系统的其他内脏转移伴或不伴 M1a 或 M1b 转移
				M1c (0)	LDH正常
				M1c (1)	LDH升高
				M1d	转移至中枢神经系统伴或不伴 M1a 或 M1b 或 M1c转移
				M1d (0)	LDH正常
				M1d (1)	LDH升高
T2	厚度 >1.0~2.0mm	N2	2~3 个淋巴结或 1 个淋巴结伴有移行转移,卫星转移和/或微卫星转移		
T2a	无溃疡	N2a	2~3 个临床隐匿淋巴结转移(镜下转移,例如经前哨淋巴结活检诊断)		
T2b	有溃疡	N2b	2~3 个淋巴结转移中至少 1 个临床显性淋巴结转移		

中国肿瘤整合诊治指南

		N2c	至少1个淋巴结转移（临床显性或隐性）伴有移行转移，卫星转移和/或微卫星转移		
T3	厚度>2.0~4.0mm	N3	4个及以上淋巴结；或2个以上淋巴结伴有移行转移，卫星转移和或微卫星转移；融合淋巴结无论是否伴有移行转移，卫星转移和或微卫星转移		
T3a	无溃疡	N3a	4个及以上临床隐匿淋巴结转移（镜下转移，例如经前哨淋巴结活检诊断）		
T3b	有溃疡	N3b	4个及以上淋巴结转移中至少1个临床显性淋巴结转移或可见融合淋巴结		
		N3c	2个及以上临床隐匿淋巴结转移或临床显性淋巴结转移伴/不伴融合淋巴结且伴有移行转移，卫星转移和/或微卫星转移		

T4	厚度>4.0mm			
T4a	无溃疡			
T4b	有溃疡			

表3-2　AJCC皮肤MM第8版病理分期

	N0	N1a	N1b	N1c	N2a	N2b	N2c	N3a	N3b	N3c
Tis	0	–	–		–	–		–		
T0	–	–	ⅢB	ⅢB	–	ⅢC	ⅢC	–	ⅢC	ⅢC
T1a	ⅠA	ⅢA	ⅢB	ⅢB	ⅢA	ⅢB	ⅢC	ⅢC	ⅢC	ⅢC
T1b	ⅠA	ⅢA	ⅢB	ⅢB	ⅢA	ⅢB	ⅢC	ⅢC	ⅢC	ⅢC
T2a	ⅠB	ⅢA	ⅢB	ⅢB	ⅢA	ⅢB	ⅢC	ⅢC	ⅢC	ⅢC
T2b	ⅡA	ⅢB	ⅢB	ⅢB	ⅢB	ⅢB	ⅢC	ⅢC	ⅢC	ⅢC
T3a	ⅡA	ⅢB	ⅢB	ⅢB	ⅢB	ⅢB	ⅢC	ⅢC	ⅢC	ⅢC
T3b	ⅡB	ⅢC	ⅢC	ⅢC	ⅢC	ⅢC	ⅢC	ⅢC	ⅢC	ⅢC
T4a	ⅡB	ⅢC	ⅢC	ⅢC	ⅢC	ⅢC	ⅢC	ⅢC	ⅢC	ⅢC
T4b	ⅡC	ⅢC	ⅢC	ⅢC	ⅢC	ⅢC	ⅢC	ⅢD	ⅢD	ⅢD
M1a	Ⅳ	Ⅳ	Ⅳ	Ⅳ	Ⅳ	Ⅳ	Ⅳ	Ⅳ	Ⅳ	Ⅳ
M1b	Ⅳ	Ⅳ	Ⅳ	Ⅳ	Ⅳ	Ⅳ	Ⅳ	Ⅳ	Ⅳ	Ⅳ
M1c	Ⅳ	Ⅳ	Ⅳ	Ⅳ	Ⅳ	Ⅳ	Ⅳ	Ⅳ	Ⅳ	Ⅳ

	N0	N1a	N1b	N1c	N2a	N2b	N2c	N3a	N3b	N3c
Tis	0	–	–		–	–		–		
T0	–	–	ⅢB	ⅢB	–	ⅢC	ⅢC	–	ⅢC	ⅢC
T1a	ⅠA	ⅢA	ⅢB	ⅢB	ⅢA	ⅢB	ⅢC	ⅢC	ⅢC	ⅢC
T1b	ⅠA	ⅢA	ⅢB	ⅢB	ⅢA	ⅢB	ⅢC	ⅢC	ⅢC	ⅢC
T2a	ⅠB	ⅢA	ⅢB	ⅢB	ⅢA	ⅢB	ⅢC	ⅢC	ⅢC	ⅢC
T2b	ⅡA	ⅢB	ⅢB	ⅢB	ⅢB	ⅢB	ⅢC	ⅢC	ⅢC	ⅢC
T3a	ⅡA	ⅢB	ⅢB	ⅢB	ⅢB	ⅢB	ⅢC	ⅢC	ⅢC	ⅢC
T3b	ⅡB	ⅢC	ⅢC	ⅢC	ⅢC	ⅢC	ⅢC	ⅢC	ⅢC	ⅢC
T4a	ⅡB	ⅢC	ⅢC	ⅢC	ⅢC	ⅢC	ⅢC	ⅢC	ⅢC	ⅢC
T4b	ⅡC	ⅢC	ⅢC	ⅢC	ⅢC	ⅢC	ⅢC	ⅢD	ⅢD	ⅢD
M1a	Ⅳ	Ⅳ	Ⅳ	Ⅳ	Ⅳ	Ⅳ	Ⅳ	Ⅳ	Ⅳ	Ⅳ
M1b	Ⅳ	Ⅳ	Ⅳ	Ⅳ	Ⅳ	Ⅳ	Ⅳ	Ⅳ	Ⅳ	Ⅳ
M1c	Ⅳ	Ⅳ	Ⅳ	Ⅳ	Ⅳ	Ⅳ	Ⅳ	Ⅳ	Ⅳ	Ⅳ

—— 第四章 ——

MM 外科手术原则

第一节　原发灶手术

1　扩大切除结果

手术切除是早中期 MM 主要疗法。目前有多项前瞻性随机临床试验用于评估原发 MM 的手术切除范围。WHO 开展的一项国际前瞻性研究，厚度不超过 2.0 mm 的 612 例 MM 患者被随机分组接受切缘宽度为 1 cm 或 ≥3 cm 扩大切除。经 90 个月中位随访，两组局部复发率、DFS 和 OS 相似。与此类似，瑞典和法国的一项随机试验证实，对厚度小于 2 mm 的 MM，较窄切缘不会影响生存率。欧洲另一项多中心临床试验将厚度大于 2.0 mm 936 例 MM 随机分组，分别接受切缘为 2 cm 或 4 cm 的扩大切除。两组 5 年生存率相似，与以前的临床试验结果一致。

2　扩大切除推荐

早期 MM 在活检确诊后应尽快做原发灶扩大切除

手术。扩大切除的安全切缘是根据病理报告中的肿瘤浸润深度（Breslow厚度）来决定：①病灶厚度≤1.0mm时，安全切缘为1cm；②厚度在1.01~2mm时，安全切缘为1~2cm；③厚度在>2mm时，安全切缘为2cm；④当厚度>4mm时，安全切缘为2cm；从手术角度看，肢端型MM手术不仅要考虑肿瘤切净，还要充分考虑尽可能保留功能，尤其是手指功能。不主张积极采用截肢手段治疗肢端型MM，截肢属于权益的手段，但仅截除手指或足趾末节的截指（趾）手术，因功能损失不大而切除更彻底，对指（趾）端MM应为首选。手术切缘可调整以适应个体解剖结构或处于美容方面的考虑。在解剖困难的区域，全部切缘都保持2 cm难以实现，1~2 cm切缘可接受。

第二节　前哨淋巴结活检

前哨淋巴结活检是病理分期评估区域淋巴结是否转移的手段。肿瘤厚度>1mm推荐行前哨淋巴结活检。通常不推荐对原发肿瘤厚度≤0.8mm者行前哨淋巴结活检，传统危险因素，例如溃疡、高有丝分裂率及淋巴与血管侵犯在患者前哨淋巴结活检中的指导意义有限。这些危险因素一旦出现，是否行前哨淋巴结活检需考虑个人意愿。病灶厚度为0.8~1.0mm的可结合临床考虑行前哨淋巴结活检。鉴于我国皮肤MM溃疡发生率高达 60% 以上，且伴溃疡发生的皮肤 MM 预后较差，故当活检技术或病理检测技术受限从而无法获得可靠浸润深度时，合并溃疡者均推荐 SLNB。SLNB 有助于准确获得 N 分期，提高 PFS，但对 OS 无影响。前哨淋巴结内低肿瘤负荷（前哨淋巴结的转移灶直径<0.1mm）无需接受扩大淋巴结清扫。

第三节　淋巴结清扫术

1　前哨淋巴结活检阳性后行完全性淋巴结清扫

传统上，所有前哨淋巴结活检（SLNB）阳性者都被建议行完全性淋巴结清扫（CLND）。既往前瞻性研究提示，前哨淋巴结阳性者，与临床上出现显性淋巴结转移再行治疗性淋巴结清扫（TLND）的策略相比，隐匿淋巴结转移时即行选择性淋巴结清扫术患者生存率更高。这些患者推荐 CLND 的原因还包括：残留阳性非前哨淋巴结（NSLN）的已知概率、其他阳性 NSLN 的预后价值、CLND 后改善的区域淋巴引流区控制，CLND 带来的损伤比 TLND 低以及通过早期积极淋巴引流区干预改善长期疾病特异性生存率（DSS）的潜力。反对 CLND 的理由包括：该手术的花费和手术带来的损伤，以及该手术事实上从未被证明能为该类患者提供临床获益，即基于其 SLNB 结果阳性已被定义为全身性疾病风险增加的患者。

2 完全性淋巴结清扫的预后价值

许多回顾性研究评估了前哨淋巴结（无可触及淋巴结）阳性后行完全性淋巴结清扫（CLND）患者中发现非前哨淋巴结（NSLN）受累的预后价值。与行CLND发现 NSLN 未受累的患者相比，NSLN 阳性患者的复发率更高，DFS 更差、MMDSS 和 OS 更差。事实上，在通过多因素分析评估 NSLN 阳性的临床重要性中，NSLN 阳性始终是 DSS 最重要的独立预测因子之一。

3 完全性淋巴结清扫的治疗价值

对前哨淋巴结活检（SLNB）结果阳性一些回顾性研究表明，完全性淋巴结清扫（CLND）治疗与观察治疗相比，可能与 DFS 提高相关，但与 OS 或 MMDSS 的提高无显著相关。正在进行的两项临床试验，旨在评估 CLND 对前哨淋巴结阳性（但无可触及淋巴结）患者的治疗价值。DeCOG-SLT 是一项 III 期前瞻性随机试验，其中 SLNB 阳性 MM 被随机分为立即 CLND 组（n =241）或淋巴引流区超声检测组（n =242）。在平均 34 个月随访中，CLND 组没有表现出 DFS、无远处转移生存率或 MMDSS 有改善。这项试验中一个有趣的亚组分析表明，无论对SLN肿瘤负荷高者还负荷低者，CLND都未表现出临床获益。MSLT-Ⅱ是一项规模更大的国际前瞻性随机试验，同样的SLNB阳性患者也分成CLND组或淋巴引流区超声检测组。这项临床试验有望进一步明示CLND是否对结局有影响。

4 淋巴结清扫原则

（1）区域淋巴结须充分清扫。

（2）受累淋巴结基部须完全切除。

（3）通常，各部位清扫淋巴结个数应达到一定数目：腹股沟≥10个，腋窝≥15个，颈部≥15个。

（4）在腹股沟区，临床发现有髂窝淋巴结转移迹象淋巴结，或腹股沟淋巴结转移数≥3个，可考虑行预防性髂窝和闭孔区淋巴结清扫。

（5）如果盆腔CT检查证实存在转移，或证实Cloquet（股管）淋巴结转移，推荐行髂窝和闭孔区淋巴结清扫。

（6）对头颈部原发皮肤MM，若存在腮腺淋巴结显性或微转移，都建议在颈部引流区域淋巴结清扫同时，行浅表腮腺切除术。

（7）如受客观条件所限仅行转移淋巴结切除，需采用淋巴结超声或CT、MRI严密监测淋巴结复发情况。

第四节　指南推荐

以往所有经前哨淋巴结活检（SLNB）证实区域淋巴结存在微转移者，都推荐行即刻区域淋巴结清扫术（CLND）。预测非前哨淋巴结存在转移风险因素包括前哨淋巴结内转移负荷、前哨淋巴结阳性数目及原发灶浸润深度和溃疡情况。

最新两项Ⅲ期多中心随机对照临床研究，DeCOG-SLT研究和MSLT-Ⅱ临床研究结果显示，对前哨淋巴结微转移者，即刻CLND与观察组相比，未能改善OS，在PFS获益也有争议。故目前对经SLNB证实区域淋巴结微转移的Ⅲ期，可考虑行即刻清扫，亦可行区域淋巴结密切监测。监测内容至少包括每3~6个月的区域淋巴结超声检查，具体根据预测淋巴结复发风险而定。

中国患者的原发病灶Breslow平均浸润深度较深，故前哨淋巴结阳性率及清扫后非前哨淋巴结阳性率都较欧美数据高，为28%~30%。故对中国患者前哨淋巴结阳性后，是否可以摒弃区域淋巴结清扫尚存争议，特别对Breslow浸润深度厚和存在溃疡患者，临床应谨慎处理。

—— 第五章 ——

MM 的辅助治疗

第一节　传统辅助治疗

大剂量干扰素 α-2b，多年来已广泛用于 MM 术后辅助治疗。多项临床研究证实大剂量干扰素 α-2b 能延长 PFS，但并未显著改善 OS。大型 Meta 分析同样证实上述观点。而干扰素的给药剂型、最优剂量和给药时间同样被探讨，长期随访数据提示，并不是所有患者获益，存在溃疡 ⅡB~Ⅲ 期的患者，大剂量干扰素辅助治疗能降低 PFS 和无远处转移风险。EORTC18991 是迄今使用长效干扰素 PEG-IFN 辅助治疗 Ⅲ 期的最大型研究，结果显示长效干扰素在 RFS 方面有明显优势（P=0.05），但对 DMFS 和 OS 无差别，亚组分析表明，显微镜下淋巴结转移以及原发肿瘤有溃疡者在 RFS、OS 和 DMFS 有最大获益。FDA 于 2011 年批准长效干扰素治疗高危 Ⅲ 期术后 MM。但由于长效干扰素国内并无成熟的临床研究数据，所以本指南不做推荐。

在过去很多年，生物化疗一直是手术切除后高危

Ⅲ期 MM 的辅助治疗方案之一。将生物化疗作为辅助方案的依据是 SWOG S0008 三期随机临床试验结果，显示顺铂、长春花碱、达卡巴嗪、IL-2 和干扰素 α 联合治疗与大剂量干扰素 α-2b 相比改善了 RFS，中位 RFS 4.0 年对 1.9 年；HR，0.75，95% CI，0.58-0.97；P =0.03。但大部分生物化疗方案毒性高，而且有了更有效的辅助治疗方案，所以生物化疗很少再使用，目前已从辅助方案列表中删除。

第二节 免疫和靶向辅助治疗

多项前瞻性随机试验表明，免疫检查点抑制剂和 BRAF 靶向治疗对无法切除的 Ⅲ 期和 Ⅳ 期 MM 有效，这些药物已获得 FDA 批准并广泛用于该类患者。基于近期研究结果，免疫检查点抑制剂（ipilimumab、纳武单抗、帕博利珠单抗）和靶向治疗（维罗非尼、达拉非尼、曲美替尼）也在多个前瞻性研究中用于 MM 术后辅助治疗。

1　Ipilimumab

Ipilimumab 是一种结合并阻断免疫检查点受体 CTLA-4 功能的单抗，临床研究显示可显著改善无法切除或转移性 MM 的无 PFS 和 OS，该药最初于 2011 年获 FDA 批准用于转移性 MM 患者。2015 年 10 月 FDA 批准用于Ⅲ期MM术后的辅助治疗，Ⅲ期随机对照研究（NCT00636168）纳入Ⅲ期皮肤MM完全切除术后患者，随机分为Ipilimumab组和安慰剂对照组，Ipilimumab组5年无复发生存率40.8%，安慰剂组是30.3%。Ipilimumab组5年的OS 65.4%，安慰剂组是54.4%。亚组分析显示，Ipilimumab组可显著提高原发灶溃疡及淋巴结微小转移合并原发灶溃疡患者或大于3个淋巴结受累患者的生存时间。但Ipilimumab组免疫相关的3/4级不良事件发生率达41.6%，而在安慰剂对照组仅是2.7%。Ipilimumab组中52%患者由于不良反应中断，5名患者（1.1%）死于免疫相关不良事件。

2 抗PD-1单抗

抗PD-1单抗可干扰T细胞表面受体PD-1与配体结合，从而增强T细胞活化，PD-1单抗已成为晚期MM的重要药物之一。同样也在辅助治疗中开展了多项研究，其中包括2项三期随机对照试验（CheckMate 238、KEYNON-054），评估了两种PD-1单抗（纳武单抗和帕博利珠单抗）作为手术切除黑色素瘤的辅助治疗。2017年12月，FDA批准PD-1抑制剂纳武利尤单抗（nivolumab）作为ⅢB、ⅢC和Ⅳ期完全切除的皮肤MM患者术后单药辅助治疗。该研究对比纳武利尤单抗（3mg/kg）与伊匹木单抗（10mg/kg）在ⅢB、Ⅲ

C 和 IV 期 MM 的术后辅助治疗，12 个月 RFS 率分别为 70.5% 和 60.8%，纳武利尤单抗组复发或死亡风险较伊匹木单抗组下降 35%（HR：0.65，P<0.001）；而纳武利尤单抗组 3~4 级不良反应发生率只有 14.4%，显著低于伊匹木单抗组的 45.9%。

2017 年 2 月 19 日，FDA 批准帕博利珠单抗（pembrolizumab）用于高危复发风险 III 期 MM 手术完全切除患者的辅助治疗。这一获批是基于大型 3 期临床研究 KEYNOTE-054 数据。该研究纳入完全切除的 III 期患者，结果提示与安慰剂相比，帕博利珠单抗辅助治疗 1 年能显著延长无复发生存期。帕博利珠单抗组 1 年无复发生存率为 75.4%，安慰剂组为 61%，无复发风险下降 43%。

3　BRAF 抑制剂

基于 COMBI-AD 临床研究结果，2018 年 4 月，FDA 批准 dabrafenib 联合 trametinib 用于 BRAF V600 突变的 III 期 MM 患者的术后辅助治疗。该研究对比 dabrafenib 联合 trametinib 和安慰剂在 III 期 MM 患者的术后辅助治疗的疗效。结果提示，与安慰剂组相比，联合治疗组疾病复发或死亡风险显著降低 53%，安慰剂组中位 RFS 为 16.6 个月，而联合治疗组尚未达到；安慰剂组 3 年、4 年无复发生存率分别为 40% 和 38%，联合治疗组分别为59%和54%。联合治疗在所有患者亚组均表现出RFS治疗受益。

BRIM8研究是维莫非尼单药辅助治疗的随机、双盲、安慰剂对照Ⅲ期临床研究。入组患者为ⅡC-ⅢC期术后伴BRAF V600突变的MM，结果显示在ⅡC-ⅢB期患者中，安慰剂组中位DFS为36.9个月，而维莫非尼组尚未达到，维莫非尼可降低46%的复发转移风险，但上述获益未在ⅢC期患者中观察到。

第三节 淋巴结辅助放疗原则

辅助放疗可提高局部控制率，但未能改善无复发生存时间或OS，可能增加不良反应（水肿、皮肤、皮下组织纤维化、疼痛等）。仅推荐用于以控制局部复发为首要目的的患者，或在无法行全身性辅助治疗的患者中作为备选。淋巴结区复发的高危因素包括：临床显性淋巴结转移的囊外侵犯（肉眼或镜下）；腮腺受累淋巴结≥1个；颈部或腋窝受累淋巴结≥2个，腹股沟受累淋巴结≥3个，颈部或腋窝淋巴结≥3cm，和/或腹股沟淋巴结≥4cm。目前缺乏中国循证医学证据。

目前尚未建立统一的放疗剂量，常用剂量包括：50~66Gy/25~33Fxs/5~7周；48Gy/20Fxs/连续4周；30Gy/5Fxs/2周（每周两次或隔天一次）。应由有经验的放射肿瘤医师来确定淋巴结辅助外照射治疗的最佳方案。较新的放疗方式，如 IMRT 或容积调强技术（VMAT）可降低淋巴结辅助放疗毒性风险，并应在适当可行时加以考虑。

第四节　不同亚型 MM 辅助治疗原则

1　皮肤 MM

对于 II 期高危 MM，仍推荐大剂量干扰素辅助治疗为主。对 III 期皮肤黑色素瘤术后患者，推荐 PD-1 单抗（帕博利珠单抗、特瑞普利单抗）辅助。II C 期携带 BRAF V600 突变：维莫非尼 1 年；III 期携带 BRAF V600 突变：达拉非尼+曲美替尼 1 年。

2　肢端 MM

有关肢端 MM 术后辅助研究较少，2011 年郭军团队一个专门针对肢端 MM II 期临床研究显示，高危（II B-III C）术后肢端 MM 患者随机分为高剂量干扰素辅助治疗 4 周（A 组）和 1 年（B 组），两组的中位 RFS 分别为 17.9 个月和 22.5 个月。分层分析显示，III B-III C 期患者的 RFS 曲线在 A 组与 B 组有显著性差异（P=0.02），RFS 中位数 A 组（3.3 个月）的淋巴结转移数（n≥3）明显短于 B 组（11.9 个月），差异有显著性（P=0.004）。大剂量干扰素辅助治疗诱导剂量为 15×10^{6}U/

m^2，维持剂量为 $9×10^6U$，根据此研究结果，对肢端 MM ⅢB-ⅢC或≥3淋巴结转移患者，1年方案可能更加获益，针对ⅡB-ⅢA的患者或耐受性欠佳患者，4周方案亦可选择。因此目前肢端MM辅助治疗，仍推荐大剂量干扰素辅助治疗为主。

3 黏膜MM

黏膜MM的生物学行为有别于皮肤MM，更易侵及血管，更易出现复发转移，术后辅助治疗更为关键。黏膜MM全球首个前瞻性辅助治疗研究由北京大学肿瘤医院2012年ASCO大会发布。该研究前瞻性随机对照比较了黏膜MM术后接受观察、大剂量干扰素治疗、替莫唑胺+顺铂化疗的辅助治疗方案，研究初步提示替莫唑胺+顺铂化疗组延长了无复发生存时间。2018年ASCO大会，一项国内多中心、前瞻性、随机对照Ⅲ期黏膜MM辅助治疗研究公布，共入组204例黏膜MM术后无远处转移患者，按1:1随机至大剂量干扰素组［干扰素 α-2b，静注 $15×10^9$ U/（m^2·d），第1~5天/周，持续4周，然后皮下注射 $9×10^9$ U/d，每周3次，持续48周和辅助化疗组口服替莫唑胺200mg/（m^2·d），第1~5天；顺铂静脉滴注25mg/（m^2·d），第1~3天，每21天重复，持续6个周期]。研究结果显示：干扰素组中位RFS时间为9.47个月，化疗组为15.53个月，化疗组复发风险降低44%（P<0.001）。干扰素组DMFS时间为9.57个月，化疗组为16.80个月，化疗组远处转移风险降低47%（P<0.001）。研究结果进一步证实，辅助化疗优于辅助干扰素治疗。

辅助大剂量干扰素治疗可作为黏膜MM的备选，总体改善无复发生存时间不如辅助化疗，但部分患者仍可从中获益。具体用法：干扰素α-2b，静脉注射15×10^9 U/（$m^2 \cdot$ d），第1~5天/周，持续4周，然后皮下注射9×10^9 U/d，每周3次，持续48周。

黏膜MM辅助PD-1单抗 vs.大剂量干扰素的研究于2021年ASCO会议发布，共入组145例黏膜MM术后无转移患者，按1∶1随机至大剂量干扰素组和PD1（特瑞普利单抗）组，研究结果显示：干扰素组中位RFS为13.9个月，特瑞普利单抗组为13.6个月，干扰素组DMFS为14.6个月，特瑞普利单抗组为14.4个月；PD-L1表达阳性亚组，干扰素组中位RFS为11.1个月，特瑞普利单抗组为17.3个月，干扰素组DMFS为11.1个月，特瑞普利单抗组为17.8个月。研究结果证实，辅助干扰素治疗和辅助PD1治疗均能延长黏膜MM的PFS，在PD-L1表达阳性（JS311试剂盒）人群中，辅助PD1治疗更能获益。目前具体用法：①特瑞普利单抗3mg/kg，q2w，治疗1年。②帕博利珠单抗2mg/kg，q3w，治疗1年。

对鼻腔/鼻窦/鼻咽、口腔黏膜 MM，术后辅助放疗能改善肿瘤局部控制率，但尚无高级别证据提示术后放疗能延长生存期。放疗时间建议在术后 6 周之内，给予瘤床及颈部淋巴引流区域放疗，口腔原发灶放疗仅限于局部极晚期或为了保护功能无法达到阴性切缘者，颈部高危区域（转移淋巴结数目≥2 个，直径≥3cm，淋巴结结外侵犯，淋巴清扫后局部再次复发）可辅助行颈部淋巴引流区域放疗。对不可切除局部晚期，原发灶放疗亦有助于局部肿瘤控制。

基于以上研究，替莫唑胺联合顺铂为黏膜 MM 术后辅助推荐方案，大剂量干扰素或 PD-1 单抗可作为备选方案，对头颈黏膜 MM 术后，局部放疗有利于提高局控率。

4 葡萄膜 MM

国内外部分研究证实大剂量干扰素可改善葡萄膜 MM 的无复发生存时间，另有一些联合细胞毒化疗和免疫治疗药物的研究在进行之中，对经转移风险评估为高风险，可考虑入组新的临床研究。大剂量干扰素具体用法：干扰素 α-2b，静注 15×10^9 U/（$m^2 \cdot d$），第 1~5 天/周，持续 4 周，然后皮下注射 9×10^9 U/d，每周 3 次，持续 48 周。

第六章

MM 的晚期治疗

对晚期不可切除的 MM，需考虑以药物治疗为主的系统性治疗，并以多学科整合诊疗（MDT to HIM）协作为基础，以改善生活质量，延长生存时间。

第一节　药物治疗

MM 的药物治疗包括化疗、靶向治疗和免疫治疗三大部分。

1　化疗

1.1　达卡巴嗪（Dacarbazine，DTIC）

自 1972 年以来，达卡巴嗪一直是经 FDA 批准用于进展期 MM 治疗唯一的化疗药物。达卡巴嗪是一种烷化剂，通过连接 DNA 的特殊部位，抑制细胞分裂，导致细胞死亡。达卡巴嗪是药物前体，在肝脏内转换为活性复合物（MTIC）。自 1992 年起，多项随机临床试验将达卡巴嗪作为对照组，超过 1000 名患者接受了达卡巴嗪治疗，总体有效率 13.4%，完全缓解罕见（≤

5%），中位生存时间为5.6~11个月。一项中国随机对照Ⅱ期研究入组110例初治晚期不伴KIT或BRAF突变MM患者，分别接受卡巴嗪联合恩度（56例）或达卡巴嗪单药（54例）治疗，结果显示中位PFS 4.5个月 vs. 1.5个月（HR：0.578；P=0.013），中位OS 12.0个月 vs. 8.0个月（HR：0.522；P=0.005），且联合治疗耐受性良好。

1.2 替莫唑胺（Temozolomide，TMZ）

替莫唑胺是一种达卡巴嗪类似物的小分子口服制剂，在体内亦转换为MTIC，与达卡巴嗪不同的是，替莫唑胺不需经肝脏代谢。替莫唑胺可穿透血脑屏障，在脑脊液中的浓度是血浆中浓度的28%~30%。对于尸检脑转移率超过50%的MM，这一特点尤为宝贵。欧洲一项大型Ⅲ期临床研究在晚期初治MM患者中对照了替莫唑胺 [250mg/（$m^2 \cdot d$），连用5天，每4周重复] 和达卡巴嗪 [200mg/（$m^2 \cdot d$），连用5天，每3周重复]，该研究共入组305例晚期初治MM患者，结果显示前者有效率较高（分别为12.2%与9.4%，P=0.43），PFS也超过后者（分别为1.74个月和1.38个月，P=0.002），而总生存两者相当（分别为7.7个月与6.4个月，P=0.2）。该研究虽未达到预期设想，但表明TMZ的疗效至少与DTIC相当。最常见的不良反应为恶心（52%）、呕吐（34%）、疼痛（34%）、便秘

（30%）、头痛（22%）及乏力（20%）。大多数不良反应为轻到中度，可控。两组均有9%的患者发生血小板下降，3/4度血小板下降见于7%的替莫唑胺组患者和8%的达卡巴嗪组患者。替莫唑胺组中3%的患者因骨髓抑制中断治疗，而达卡巴嗪组中的比例是5%。替莫唑胺组患者的生活质量更佳。入组859例的Ⅲ期临床研究E18032试验发现，改变TMZ服用方法后（150mg/m^2 d$_{1-7}$ q2w）与DTIC（1000mg/m^2 q21d）比较，前者有效率明显提高（分别为14.5%和9.8%，P=0.05），但PFS和OS无显著性差异。由于TMZ能透过血脑屏障，有多项临床试验评价了TMZ治疗脑转移的作用。2007年发表的一项研究共入组179例初治晚期患者，其中52例脑转移患者，发现如TMZ全身治疗有效，脑部病灶中位进展时间7个月（2~15个月），脑转移中位生存时间5.6个月。因此，该试验表明TMZ对脑部病灶的控制作用持久有效，多数脑部小转移灶患者可延期放疗或不需要放疗。2006年发表了一项TMZ一线治疗117例脑转移患者的Ⅱ期临床研究，200mg/m^{2}连用5天，28天重复，口服1年或不能耐受，其中25%患者转移灶超过4个，结果总有效率7%（1例CR，7例PR），SD29%，中位生存时间3.5个月。

1.3 铂类

铂类药物对MM也具有一定疗效。顺铂单药有效率为10%~20%，但有效持续时间短，约3个月。通常认为剂量低于80mg/m² 会降低有效率，但剂量≥150mg/m² 并不能提高有效率。常见毒性包括肾脏毒性，耳毒性，神经毒性，呕吐以及骨髓毒性。有3项Ⅱ期临床研究探讨卡铂在转移性MM中的疗效，结果显示有效率与顺铂相似。卡铂的主要毒性为骨髓抑制，剂量限制性毒性为血小板下降。

1.4 紫杉类

紫杉醇是新型抗微管药物，通过促进微管蛋白聚合抑制解聚，保持微管蛋白稳定，抑制细胞有丝分裂。多个Ⅰ/Ⅱ期临床研究探索了紫杉类在治疗晚期MM中的作用。结果显示紫杉醇单药有效率在12%~30%。常用方案包括：175mg/m²，每3周重复，或是90mg/m²，每周给药。常见毒性包括中性粒细胞下降、神经毒性、乏力等。

1.5 白蛋白结合型紫杉醇（Nab-Paclitaxel）

白蛋白结合型紫杉醇是一种纳米微粒大小的抗瘤复合物。采用可溶型人白蛋白包被活性药物，并携带药物进入瘤细胞，瘤细胞会分泌一种SPARC蛋白汲取细胞间质中的蛋白质。白蛋白结合紫杉醇纳米微粒通过SPARC蛋白吸附在瘤细胞上，最终进入瘤细胞，释放出细胞毒药物，杀死瘤细胞。这样不但避免了传统紫杉醇以聚氧乙烯蓖麻油为溶剂带来的在使用及安全性方面的问题，还改善了紫杉醇在体内分布，增强了药物对瘤组织独特的靶向性和穿透性，使药物高度浓集于瘤组织内，减少了其在血液中的存留，因而白蛋白紫杉醇的疗效更好、对正常组织影响更小。白蛋白紫杉醇的标准用法为 $260mg/m^2$，每3周重复；优化方案为 $100\sim150mg/m^2$，每周给药一次。一项Ⅲ期随机多中心临床试验评估了白蛋白紫杉醇（ABRAXANE）对照化疗药物达卡巴嗪在初治Ⅳ期转移性MM患者中的安全性和有效性。529例患者随机接受ABRAXANE（$150mg/m^2$ 每周1次，连用3周，每4周重复）（264例）或达卡巴嗪（$1000mg/m^2$ 每3周用药1次）（265例）。结果显示，初治的转移性MM患者，白蛋白紫杉醇明显提高了中位PFS（4.8个月 vs. 2.5个月，HR：0.792；95% CI：0.631~0.992；P=0.044），但OS无显著差异（12.8个月 vs. 10.7个月，P=0.09）。在白蛋白紫杉醇组中发生率≥10%的毒性包括神经毒性（25% vs. 0）和中性粒细胞下降（20% vs. 10%）。白蛋白紫杉醇组神经病变改善的中位时间是28天。

1.6 亚硝基脲类

具有 β-氯乙基亚硝基脲的结构，具有广谱的抗瘤活性。该类药物具有较强的亲脂性，易通过血脑屏障进入脑脊液中，因此广泛用于脑瘤和其他中枢神经系统肿瘤的治疗，主要的副作用为迟发性和累积性的骨髓抑制。其中应用最多的是福莫司汀，它在欧洲被批准用于转移性MM的治疗，多个临床研究显示其有效率约为22%。此外，脂溶性福莫司汀还被证实对25%的脑转移灶有效。在一项福莫司汀（每周100mg/m²，共3周）对照达卡巴嗪（每天250mg/m²×5天，每4周重复）的Ⅲ期临床研究中，229例晚期患者入组，福莫司汀组的有效率为15.2%，而达卡巴嗪组为6.8%（P=0.053）。福莫司汀组的中位脑转移控制时间为22.7个月，而达卡巴嗪组仅为7.2个月。毒性主要包括延迟的骨髓抑制以及胃肠道毒性。

鉴于晚期MM化疗有效率较低，生存期改善有限，鼓励患者参加临床研究，一般状况较差的患者可考虑采用最佳支持治疗。

2 靶向治疗

BRAF是位于细胞内MAPK信号通路的激酶。白种人中约一半的转移性皮肤MM患者具有BRAF基因活化突变。MM中大部分BRAF基因活化突变位于V600位点，通常为V600E，偶可为V600K或其他位点。BRAF抑制剂对于携带BRAF V600活化突变的转移性MM患者有效。MEK是位于BRAF信号通路下游的分子。MEK抑制剂可增加BRAF抑制剂的疗效。BRAF突变转移性MM患者一线治疗的选择包括针对

BRAF的靶向治疗，主要包括BRAF+MEK抑制剂联合治疗（达拉非尼和曲美替尼或维莫非尼/cobimetinib或Encorafenib/binimetinib）。目前国内已上市的药物包括维莫非尼、达拉非尼和曲美替尼，并已纳入医保目录。

2.1 BRAF抑制剂单药治疗

Vemurafenib（维莫非尼）和Dabrafenib（达拉非尼）是特定的BRAF V600突变抑制剂。对初治Ⅲ期不可切除或Ⅳ期MM患者，Ⅲ期临床研究（BRIM-3，BREAK-3）结果显示与化疗相比这两个药都可改善缓解率、PFS和OS。一项Ⅲ期随机临床试验（BRIM-3）将675例未经治疗，伴BRAF V600E基因突变的转移性MM患者随机分为两组，比较Vemurafenib与达卡巴嗪的疗效。试验证实Vemurafenib较达卡巴嗪可OS及PFS（死亡风险比=0.37；死亡或进展风险比=0.26；P<0.001）。两组的半年存活率分别为84%及64%。基于这项研究，2011年8月FDA批准Vemurafenib用于治疗BRAFV600E基因突变的转移性或不可切除的MM。另据一项由132例非初治患者参与的临床试验，发现Vemurafenib有53%的总反应率15.9个月的中位生存期。在Vemurafenib后，Dabrafenib亦被FDA所批准。一项Ⅲ期临床研究（BREAK-3）比较了Dabrafenib与达卡巴嗪在BRAF V600E突变患者中的作用。共入组

250例Ⅳ期或不可切除的Ⅲ期患者，主要终点为无进展生存期。结果显示 Dabrafenib 组的 PFS 时间为 5.1月，而对照组达卡巴嗪组为 2.7 月（HR：0.3；95%可信区间 0.18-0.51；P<0.001）。

单臂开放性研究（NCT00949702，BREAK-2）显示在之前治疗过的晚期患者中，包括接受过依匹木单抗治疗的患者中，Vemurafenib 和 Dabrafenib 治疗的缓解率、中位 PFS 和中位 OS 和Ⅲ期研究（BRIM-3，BREAK-3）中相似。Ⅲ期研究结果显示 BRAF 抑制剂治疗的中位至缓解时间（1.5个月）短于化疗。和其他研究数据相比，似乎也短于免疫检查点抑制剂（中位 2.1~3.5 个月）。BRAF 抑制剂单药治疗的缓解持续时间（中位 5~7 个月）相对较短。Vemurafenib 和 Dabrafenib 治疗的 PFS 和 OS 生存曲线显示，在治疗的最初几个月几乎没有下降，然后开始急剧下降。Vemurafenib 和 Dabrafenib 单药治疗无症状脑转移患者的非对照研究结果显示，Vemurafenib（24%）和 Dabrafenib（31%-38%）治疗的缓解率低于无脑转移患者，但对这类治疗困难的人群，这个疗效也是值得关注的。

2.2　BRAF/MEK 抑制剂联合治疗

尽管最初的缓解率很高，一半接受了 BRAF 靶向单药治疗的病人由于出现耐药在 6 个月内复发。目前正在探索靶向 MAPK 通路以克服 BRAF 抑制剂治疗的耐药性。Trametinib（曲美替尼）和 Cobimetinib（考比替尼）是口服小分子 MEK1 和 MEK2 抑制剂。一项 Ⅲ期随机临床试验将 322 名具有 BRAF V600E/K 基因突变转移性 MM 患者随机分为两组，比较 Trametinib 与化疗的疗效。Ⅲ期随机对照试验（NCT01245062）显示在未用过 BRAF 抑制剂的 BRAF 突变转移性 MM 患者中，相比于化疗组，Trametinib 组的 PFS（4.8 vs. 1.5 月；HR：0.45；95% 可信区间 0.33－0.63；$P<0.001$）及 6 个月 OS（81% vs. 67%；HR：0.54；95% 置信区间 0.32－0.92；$P<0.01$）均有显著提高。尽管曲美替尼的缓解率（22%）明显优于化疗（8%，$P=0.01$），但不如 Vemurafenib（48%，53%）和 dabrafenib（50%）。此外，在一项开放的 Ⅱ 期研究中，在 40 例用过 BRAF 抑制剂治疗的患者中，曲美替尼未能引起肿瘤缓解。

　　虽然 MEK 抑制剂单药治疗晚期转移性 MM 疗效有限，Ⅲ期试验已经证实在不可切除或转移性疾病中，联合 BRAF 和 MEK 抑制剂的疗效优于 BRAF 抑制剂单药治疗。不论与 Vemurafenib 或 Dabrafenib 单药相比，达拉非尼和曲美替尼联合治疗改善了缓解率、缓解持续时间、PFS 和 OS。一项 Ⅲ 期临床研究纳入了 423 例 BRAF V600 基因突变的晚期患者，评价联合治疗（BRAF 抑制剂+MEK 抑制剂）的安全性和疗效。该研究随机分为两组：Dabrafenib 单药与 Dabrafenib 联合

Trametinib。结果显示，联合用药组的 PFS（11.0 月 vs. 8.8 月；HR 0.67，95% CI 0.53-0.84；P=0.0004）和 OS（25.1 月 vs. 18.7 月；HR：0.71，95% CI 0.55-0.92；P=0.0107）明显提高。

在以前接受过 BRAF 抑制剂治疗的晚期 MM 患者中，BRAF/MEK 抑制剂联合治疗疗效的临床资料很少。Ⅰ/Ⅱ期研究结果显示，在使用 BRAF 抑制剂治疗进展的患者中，与既往未接受过 BRAF 抑制剂治疗的患者相比，达拉非尼和曲美替尼联合治疗的缓解率、缓解持续时间，PFS 和 OS 相对较差（虽然至缓解时间相似）。NCT01072175 研究的亚组分析显示，一线 BRAF 抑制剂治疗快速进展（至进展时间<6 月）的患者，与一线 BRAF 抑制剂治疗≥6 个月后耐药的患者相比，二线 BRAF/MEK 抑制剂联合治疗获益很少（缓解率：0 对 25%；中位 PFS：1.8 个月 vs. 3.9 个月，P = 0.018）。

中国 MM 中 BRAFV600E 变异率接近 26%，虽然不如白种人约 50% 的变异率高，但对于我国 MM 的治疗也有十分重要的意义，故在本指南中也将这些药物作为 BRAFV600E 突变患者的 1 类证据推荐。

2.3 BRAF/MEK 抑制剂的安全性

在Ⅲ期试验中，BRAF 抑制剂单药治疗（Vemurafenib 或 Dabrafenib）常见的毒性为疲劳、关节痛或肌痛、发热和寒战、皮肤事件、脱发和皮肤 AEs。皮肤并发症多种多样，严重不一，不仅包括皮疹、瘙痒和光敏，还包括角化棘球蚴、皮肤鳞状细胞癌（cSCC）、乳头状瘤、角化过度和光化性角化。对采用BRAF抑制剂治疗的患者，推荐常规于皮肤科进行相关检查以监测皮肤相关不良反应情况。相比Vemurafenib，Dabrafenib相关的皮肤鳞状细胞癌或角化棘皮瘤较为罕见。发热更为常见（11%）。

Ⅲ期试验的安全性分析表明，BRAF/MEK抑制剂联合治疗的毒性（各等级和3-4级）与单药BRAF抑制剂治疗相似。正如所料，与单药BRAF抑制剂相比，BRAF/MEK抑制剂联合治疗增加了一些最常见毒性的发生，但脱发和皮肤增生的发生很低。不同临床研究的比较显示，Vemurafenib/Cobimetinib联合治疗的腹泻，ALT/AST升高，肌酐升高、皮疹和光敏反应更为常见，Dabrafenib/Trametinib联合治疗的发热更为常见。一旦出现发热需暂时停药，并予对乙酰氨基酚和/或NSAID类药物或激素治疗。在体温恢复正常后可考虑恢复治疗。

2.4 C-KIT 抑制剂

C-KIT是一种酪氨酸激酶，C-KIT突变导致在没有配体的前提下，受体激活，并持续激活下游的MAPK和PI3K通路。已有研究发现肢端和黏膜MM中C-KIT基因变异明显高于其他亚型，而这两种类型正是有色人种，包括亚裔 MM 患者中最常见的亚型。2011 年发表于 Clin Can Res 杂志上的中国黑色素瘤患者 C-KIT 基因变异分析的研究结果显示，17% 患者存在 C-KIT 基因变异，其中肢端和黏膜 MM 亚型的 C-KIT 变异率分别为 19.2% 和 19.8%，而高加索人种表浅扩散型 MM 中 C-KIT 变异率仅为 1.5%。目前针对 KIT 突变的小分子靶向药物主要包括伊马替尼，nilotinib（尼洛替尼），dasatinib（达沙替尼）。

2.4.1 伊马替尼

中国的一项国内多中心 II 期临床研究探索了伊马替尼在 KIT 变异晚期 MM 患者中的疗效，这一研究亦是迄今为止规模最大的一项临床研究。该研究共纳入 43 例 KIT 基因突变或扩增的晚期 MM 患者，均接受伊马替尼 400mg qd 治疗，结果显示，中位 PFS 为 3.5 个月，6 个月 PFS 率为 36.6%。亚组分析显示，11 号或 13 号外显子突变患者的中位 PFS 较其他外显子突变患者更长，此外，携带多种 C-KIT 变异的患者较单独变异患者的 PFS 长（但无显著性差异）。23.3%（n=10）的患者获得 PR，30.2%（n=13）为 SD，47% 的患者为（n=20）PD。虽然有效率不如 BRAFV600E 抑制剂，但对 KIT 突变患者仍具一定的疗效：1 年 OS 率达到 51.0%，中位 OS 达到 14 个月；在获得 PR 或 SD 患者中，OS 为 15 个月，显著高于疾病进展患者（P=

0.036）。

另一项Ⅱ期研究来自美国，采用伊马替尼400mg bid，共28名KIT突变的患者入组，ORR为16%，中位TTP 12周，中位OS 46.3周。此后还有一项美国的Ⅱ期研究主要入组原发肢端、黏膜、慢性日光损伤型皮肤来源的突变患者，入组25名患者，初始接受伊马替尼400mg qd治疗，如无缓解则加量至400mg bid，结果显示ORR为29%，均见于KIT突变患者，KIT表达扩增的患者无客观缓解。

基于上述研究结果，目前针对KIT突变的ORR患者，可选用伊马替尼治疗，部分患者可获明显缓解，且这一药物不良反应较轻，主要以水肿、皮疹、恶心相对常见，患者耐受性好。

2.4.2 其他KIT抑制剂

（1）Dasatinib

Woodman最初在两例KIT L576P突变的MM患者中观察到Dasatinib的疗效，其中一名患者既往还接受过伊马替尼治疗。Dasatinib的一项Ⅱ期临床研究入组39例患者，但未能达到6个月PPFS率30%的目标。另一项Ⅱ期临床研究（NCT00700882；ECOG 2607）分为两个阶段，第一阶段的57名患者中，有效率仅为5.9%。第二阶段则因入组太慢终止了，但可评价的22例患者中，4名获得PR（18.2%）。中位PFS 2.1个月，中位 OS 7.5 个月。

（2）Nilotinib

同为二代 KIT 抑制剂的 Nilotinib 似乎要强于 Dasatinib。韩国的一项单中心二期临床研究显示，共有 9 名患者进行可评估；其中两人获得 PR，疗效持续时间分别为 8.4 个月和 10.4 个月，4 人获得 SD。两个突变患者的突变位点均位于 11 号外显子，分别为 L576P 和 V559A。美国一项 Ⅱ 期临床研究纳入 KIT 突变患者接受 Nilotinib 400 mg bid 的治疗，19 例患者分为两组，一组是既往接受过 KIT 抑制剂的患者，另一组是脑转移患者。结果显示既往 KIT 抑制剂治疗失败的患者中，有效率为 18.2%。而脑转移的患者未见客观疗效。2017 年，TEAM 研究结果报道，该研究为全球多中心单臂 Ⅱ 期研究，共入组 42 例患者，接受 Nilotinib 400 mg bid 的治疗，客观有效率为 26%，中位 PFS 4.2 个月，中位 OS 18 个月。

3）Masitinib

Masitinib（AB1010）是 AB 科学公司开发的 C-KIT 选择性酪氨酸激酶抑制剂。Masitinib 开展了大量的 Ⅰ/Ⅱ 期临床研究，一名 KIT 突变的黏膜 MM 患者获得了 PR，但仅持续 2 个月后便又进展了。

遗憾的是，大多数 KIT 抑制剂并未进入到 Ⅲ 期研究阶段，唯一进入 Ⅲ 期研究的 Masitinib 迄今仍无相关研究结果报告。

目前由于KIT突变相对分散，KIT抑制剂的选择性并不像BRAF抑制剂那么精准，因此有效率偏低一直是未能解决的问题。通常伊马替尼失败后，二代KIT抑制剂并未作为首选，化疗或免疫治疗或许也有一定的疗效。

3 免疫治疗

3.1 Ipilimumab（CTLA-4单抗）

Ipilimumab是一种针对细胞毒T细胞抗原4（CTLA-4）的全人源化单抗，于2011年3月被FDA批准用于晚期MM的治疗。Ipilimumab阻断了CTLA-4的活性，从而增强了肿瘤特异性T细胞的活性。如果把其他的免疫治疗比喻为"踩油门"，那么Ipilimumab的治疗如同是"松开刹车"。

1995年，Allison和Krummel提出阻断CTLA-4在临床治疗中可增强T细胞的反应。CTLA-4是至关重要的负性调节点，可控制T细胞的活化和增殖。T细胞受体与其同源抗原相结合，该抗原由抗原提呈细胞（APC）上的主要组织相容性复合物Ⅰ类分子所表达，但这一过程（即所谓的第一信号）还不足以激活T细胞。只有当T细胞上的CD28同时与APC上的B7共刺激受体家族成员相结合（第二信号），才能促进T细胞的活化和增殖。CTLA-4通过两种方式对T细胞活化进行调节。首先，它与B7共刺激家族成员的结合力要强于与CD28结合的能力。此外，CTLA-4还产生一种负性信号来调节T细胞，导致T细胞活化和增殖功能减弱。

真正进入临床研究的人源化抗CTLA-4抗体有两种，百时美施贵宝公司的Ipilimumab（IgG1抗体）和辉瑞公司的Tremelimumab（IgG2）。在早期的临床研究中，两种药物均在MM患者中显示持续的临床疗效，也均表现出类似的毒性反应，即会诱导自身免疫性疾病。Ⅰ/Ⅱ期临床研究结果显示，在既往治疗失败的MM患者中，无论是ipilimumab单药还是与疫苗或IL-2联合，均获得显著的抗瘤活性。此外，多次给药方案比单次给药方案的疾病控制率更高。Ipilimumab副作用主要类似于自体免疫疾病，亦被称作免疫相关副反应（irAEs）。

一项多中心随机Ⅱ期临床研究入组72名初治进展期恶性MM患者，随机分入Ipilimumab加或不加DTIC组，Ipilimumab 3 mg/kg，每月一次共4次，DTIC 250 mg/m^{2}连续给药5天，至多6个周期。结果显示联合治疗组的ORR（分别为14.3 vs. 5.4%）和中位OS（分别为14.3 vs. 11.4个月）优于单药组，但均无统计学差异。3、4度不良反应在联合组中更常见，但总体而言毒性可耐受并可控制。另一项Ⅱ期临床研究旨在确定Ipilimumab的剂量范围，200名既往治疗失败的晚期MM患者随机分入3个剂量组：0.3、3和10 mg/kg，每3周给药一次，共4次。如患者未出现不可耐受的毒性或疾病进展，可继续进入维持治疗期：按原剂量给药，每12周一次。0.3mg/kg，3mg/kg和10 mg/kg 3个剂量组的临床疗效分别为0，4.2％和11.1%。显然10 mg/kg剂量组的疗效更佳，而生存期结果也支持此剂量，但高剂量组中的3、4度irAE也更常见。

Ⅰ/Ⅱ期研究显示Ipilimumab联合肿瘤疫苗可能诱导MM缓解，毒性亦可耐受。这些结果为Ⅲ期研究奠定了基础。现已有两项Ⅲ期临床研究的结果获得发表，在MDX010-20研究中，探索了Ipilimumab联合来源于MM相关糖蛋白（gp100）的HLA-A*0201限制性多肽疫苗的疗效和安全性。该试验入组676名既往治疗失败的Ⅲc期或Ⅳ期HLA-A*0201阳性MM患者，患者按3∶1∶1的比例随机入Ipilimumab联合gp100组，Ipilimumab加安慰剂组，以及gp100加安慰剂组，Ipilimumab剂量为10mg/kg，每3周给药，共4次。全组患者的平均年龄范围为55.6~57.4岁，两组中超过70%的患者存在M1c病变。随访20个月后，联合组的中位生存期为10个月，Ipilimumab组为10.1个月，而gp100组为6.4个月。风险比分析提示Ipilimumab联合组和单药组的生存获益均显著优于gp100组，并具有统计学差异。与gp100对照组相比较，Ipilimumab联合gp100组和Ipilimumab加安慰剂可分别降低32%（P＜0.001）和34%（P＝0.003）的风险。Ipilimumab组的1年生存率分别为44%和46%，2年生存率为22%和24%。这是MM治疗史上首次有药物获得显著的生存期延长，因此在2011年获得FDA批准及欧洲EMA批准上市用于晚期MM患者的治疗。而在CA184-024研究中，入组患者为初治的转移性MM患者，以1∶1分别入Ipili-mumab+DTIC组（Ipilimumab 10 mg/kg+DTIC 850 mg/m^2，每3周一次，共4次）和安慰剂+DTIC组，4次给药后以DTIC单药维持治疗。两组平均年龄相仿，分别为57.5岁和56.4岁，超过50%的患者存在M1c病变。结果显示Ipilimumab+DTIC组的OS较DTIC单药组显著延长，为11.2个月 vs. 9.1个月，P＝0.00009，死亡风险降低28%。Ipilimumab+DTIC组的1、2、3年生存率分别为47.3%，28.5%和20.8%，而DTIC单药组的1、2、3年生存率分别为36.3%，17.9%和12.2%。联合治疗组的PFS较单药组显著提高，疾病进展降低24%（P ＝0.006）。两组的疾病控制率相当（33.2%和30.2%）。联合治疗组的CR和PR率较单药组增高，疾病稳定率和疾病进展率则较低。联合治疗组的缓解持续时间较长，两组分别为19.3个月和8.1个月。irAE

结果与Ⅱ期研究相似。

免疫相关不良反应及处理

由于CTLA-4调节免疫系统对自体抗原的反应，因此阻断CTLA-4可能导致自体免疫对正常组织的破坏。最常见irAE影响的器官包括皮肤，胃肠道，肝脏以及内分泌腺体。总体而言，irAE与剂量，给药时程相关，且有累积性，通常出现在Ipilimumab首次给药后12周内，多为轻到中度，对症治疗常可缓解。在3 mg/kg的剂量水平，约60%患者出现irAE，10%~15%出现3、4度严重不良反应。尽管重度irAE可能危及生命，但通过早期报告，医生及时处理，多数可控制。采用激素或其他免疫抑制剂可最大限度地降低致残率和死亡率。一旦发现irAE，如果相对缓和而稳定，可给予4-6周的糖皮质激素治疗。更重要的是，对于2度及以上的irAE，应及时停止Ipilimumab给药。待毒性缓解至0-1度，泼尼松用量低于7.5mg或等量的其他激素，可继续应用Ipilimumab。如患者出现3、4度毒性，应永久停用该药。

1）皮肤毒性

皮肤毒性见于约40%的患者，通常与治疗起始后3.1周开始，是最常见的irAE。临床表现为瘙痒，斑丘疹，白癜风。皮肤irAE常为轻度，用抗组胺药物或外用激素可控制，一般不需要停药。但仍有2%的患者可能出现危及生命的皮肤反应，如Stevens—Johnson综合征，则需要永久停用Ipilimumab。

2）腹泻/肠炎

胃肠道毒性是仅次于皮肤毒性的第二大不良反应，常于治疗后6~7周出现。1、2度腹泻可用止泻药及水电解质保守治疗。对持续性腹泻或严重腹泻，则需考虑行内镜检查，针对3、4毒性应给予泼尼松全身治疗1~2 mg/kg/d。通常2周后症状开始缓解，但完全缓解需要约10周时间。早期研究提示肠穿孔发生率为1%。一旦发生穿孔，必须采取外科干预，并禁忌使用免疫抑制剂。

3）肝炎

免疫介导的肝脏毒性并不常见，发生率约4%，通常于治疗起始后6~7周出现。肝脏irAE的临床表现为转氨酶升高，右上腹区疼痛，恶心和呕吐。严重肝毒性发生率低于2%，而致命性肝毒性仅见于0.2%的患者。因此每次给药前应监测患者肝功能，并检查有无肝炎症状和体征。一般情况下，停止Ipilimumab 4周后肝毒性开始缓解，对于激素抵抗性肝毒性应采用其他免疫抑制剂治疗。

4）内分泌毒性

约7.6%患者被报告在治疗开始后9~11周出现免疫介导的内分泌功能异常。3、4度的内分泌毒性多为垂体炎，包括乏力、痛、恶心、呕吐、视力改变、精神改变和低血压。MRI可提示垂体腺体增大。血清学提示全激素水平降低。因此在基线和每次给药前应评价甲状腺功能。一旦确诊，应采用高剂量激素治疗垂体炎。与其他irAE不同，垂体炎恢复耗时较长，有报道称有患者在停用Ipilimumab两年后仍需要激素替代治疗。

5）其他irAE

累及其他脏器的irAE亦有报道，包括眼部的irAE，神经并发症，肾炎，心包炎，结节病样综合征，免疫相关红细胞发育不良，白细胞下降，血小板下降等。任何重度的不良反应都应立即停药，并采用激素全身治疗。

3.2 抗PD-1单抗

PD-1是T细胞表面的抑制性分子，通过与其配体PD-L1和PD-L2结合发挥诱导耐受作用，抑制抗瘤作用并介导免疫逃逸。多种PD-1/PD-L1通路阻断剂进入到临床研究中，MDX-1106/BMS-936558/ONO-4538（全人源化IgG4抗-PD1单抗；BMS），CT-011（人源化IgG1抗-PD1单抗；CureTech/Teva），MK-3475（人源化IgG4抗-PD1单抗；Merck），MPDL3280A/RG7446（抗-PD1单抗；Genentech），BMS-936559（全人源化PD-L1 IgG4单抗，同时抑制PD-1和B7.1）以及AMP-

224（B7-DC/IgG1融合蛋白；GSK）。

首个Ⅰ期临床试验在39名转移性实体瘤患者中应用MDX-1106（抗PD-1单抗），由于MDX-1106对PD-1受体的高亲和性，其药效动力学效应较预期的半衰期更长，提示其具有较高的生物效应持续性。Brahmer et al.等在一项Ⅰ期临床试验中应用BMS-936559（抗PD-1单抗），对207名实体瘤患者（其中非小细胞肺癌75人，MM55人，结直肠癌18人，肾细胞癌17人，卵巢癌17人，前列腺癌14人，胃癌7人，乳腺癌4人）进行了BMS-936559剂量爬坡治疗（0.3~10 mg/kg）。每2周给药一次，静脉输注，6周为一周期，共16周期或直至患者完全缓解。MM患者中56%和9%既往分别接受过免疫治疗和BRAF抑制剂治疗。9%的患者发生了3-4度免疫相关毒性，52名黑色素瘤患者中有9人获得了持续的缓解（1、3、10 mg/kg剂量组的缓解率分别为6%，29%和19%）。3名MM患者获得了CR。9名有效患者中，5名持续缓解至少1年，此外14名（27%，14/52名）患者疾病稳定至少24周。另一项BMS-936559的研究报道了296名患者接受0.1~10 mg/kg剂量的治疗，有效率为20%~25%。3-4度免疫相关毒性的发生率为14%，94名MM患者中有26人获得了持续的缓解。KEYNOTE-001研究是一项多中心、Ib期研究。入组年龄≥18岁，经治或初治晚期或转移性

MM患者，给予帕博利珠单抗2 mg/kg Q3W，10 mg/kg Q3W，或10 mg/kg Q2W治疗，直至疾病进展或不可耐受毒性或患者或研究中要求出组。2018年ASCO大会公布了KEYNOTE-001的5年生存分析结果。共入组655例，其中151为初治患者；504例为经治患者。在中位随访55个月（范围：48-69）后，目前还仍有35例患者在接受治疗。总体人群中，5年OS为34%，初治患者中，5年OS为41%；总体人群和初治人群的4年OS与之相当，分别为38%和48%。总体人群和初治人群的中位OS分别为23.8个月（95% CI，20.2-30.4）和38.6个月（95% CI，27.2-NR）。在总体人群中，疗效最长者，已持续66个月，仍未进展。治疗相关的不良事件（treatment related adverse events，TRAE）发生率为86%（n = 562），其中3-4度TRAE发生率为17%（n = 114），7.8%（n = 51）的患者因为TRAE终止治疗。

Keynote 151是首项在中国转移性MM患者中开展的帕博利珠单抗的Ib期临床研究。为了尽快验证帕博利珠单抗在中国患者的疗效，研究未设立对照组。共入组103例先前接受过系统疗法治疗后病情进展的局部晚期或转移性MM的中国成人患者，给予帕博利珠单抗（2 mg/kg，Q3W）治疗35个周期（2年）或直至确诊疾病进展，或毒性无法耐受，或患者/研究者决定停止。全组患者51.5%患者为PD-L1阳性；37.9%患者为肢端来源，14.6%为黏膜来源MM。主要研究终点全组患者ORR为16.7%，其中CR 1例，部分缓解（PR）16例；疾病稳定（SD）22例。疾病控制率（DCR）为38.2%。肢端患者的ORR为15.8%，黏膜亚型为13.3%。BRAF突变患者的ORR为15.0%。有效患者的中位反应持续时间（DOR）为8.4个月；5例（65.6%）患者反应持续时间≥6个月。中位PFS期为2.8个月；预计的6个月PFS率为20.4%，12个月PFS率为11.9%。中位OS为12.1个月。Keynote 151验证了帕博利珠单抗在中国晚期MM患者中二线治疗中疗效及耐受性，有效患者有可能获得长期生存获益。基于该研究帕博利珠单抗2018年在我国正式获批晚期MM二线适应证。POLARIS-01研究纳入患者是病理证实为局部晚期或转移性MM、曾接受过全身治疗失败的18岁及以上的患者，ECOG评分为0-1，未接受过抗PD-1或PD-L1单抗治疗等。对纳入患者每2周静脉输注1次特瑞普利单抗（3 mg/kg），直到病情进展或出现不可耐受的毒性或撤回知情同意。POLARIS-01研究的结果提示，特瑞普利单抗对中国晚期黑色素瘤患者表现出可接受的安全性和明确的临床获益。可评估疗效的患者数为121例，ORR达20.7%，DCR达60.3%；并就不同亚组等进行了初步疗效分析，相对于肢端和黏膜亚型患者，西方MM人群常见的慢性日光损伤型（CSD）和非慢性日光损伤型（non-CSD）患者表现出更好的疗效；但特瑞普利单抗治疗肢端型和黏膜型黑色素瘤患者也获得了明显的疾病控制率，分别为53.1%和42.1%。肿瘤组织PD-L1阳性患者以及之前系统治疗线数较少的患者更能从治疗中获益。据此研究结果，特瑞普利单抗于2018年12月17日以用于既往接受全身系统治疗失败的不可切除或转移性MM适应证在中国获批上市。

3.2.1 一线治疗

基于国际上已有的Ⅲ期临床研究结果，帕博利珠单抗、纳武利尤单抗或PD-1单抗联合伊匹单抗可被考虑用作晚期皮肤MM的一线治疗，并且适用于BRAF突变型和BRAF野生型患者。因纳武利尤单抗在国内未开展MM相关的临床研究，未获批MM适应证，因此不作为首选推荐。此外，PD-1单抗与伊匹单抗的联合方案虽然能在一定程度上改善PFS，但会使严重免疫相关不良反应发生率明显升高。治疗方案的选择需结合药物的可及性和效价比，以及患者的一般情况、既往病史、合并用药、合并症、对不良反应相关监测和治疗的依从性等方面加以整合考虑。不推荐伊匹单抗单药用于一线治疗。PD-L1可能对于PD-1单抗的疗效具有预测价值，但目前尚不能用于指导临床用药。

对于携带有 BRAF V600 突变的患者，由于缺乏 Ⅲ 期临床研究的相关证据，一二线治疗究竟选择免疫检查点抑制剂序贯 BRAF 靶向治疗还是 BRAF 靶向治疗序贯免疫检查点抑制剂目前尚不清楚。鉴于免疫检查点抑制剂起效慢，对于存在症状或快速进展或一般情况迅速恶化的患者而言，优选 BRAF 靶向治疗。对肿瘤负荷小、无症状的 Ⅳ 期患者而言，优选免疫检查点抑制剂。免疫检查点抑制剂和 BRAF 靶向治疗的不良反应及处理方式迥异，因此在选择治疗方案时应考虑到患者的一般情况、既往病史、合并用药、合并症，以及依从性。对 BRAF 突变型患者，若一线使用 BRAF 抑制剂治疗，当临床获益最大化时应考虑及时转化为免疫治疗或联合靶向治疗，可选方案包括帕博利珠单抗、纳武利尤单抗、纳武利尤单抗联合伊匹单抗、伊匹单抗或伊匹单抗联合溶瘤病毒、BRAF 联合 MEK 抑制剂治疗。帕博利珠单抗和纳武利尤单抗均会导致免疫介导的毒副反应，虽然 3-4 级的毒副反应较伊匹单抗少，但仍需密切关注。常见的不良事件（发生概率 >20%）包括恶心，皮疹，瘙痒，咳嗽，腹泻，食欲下降，便秘和关节痛。当出现严重的免疫介导肺炎、结肠炎、肝炎、垂体炎、肾炎及甲状腺功能紊乱时，需考虑使用类固醇激素治疗。

3.2.2　二线及后续治疗

　　美国默沙东研制开发的抗 PD-1 受体的帕博利珠单抗（商品名：可瑞达）于 2018 年 7 月获国家药品监督管理局批准在中国大陆上市，用于不可切除或转移性 MM 的二线治疗。我国君实生物研制开发的抗 PD-1 受体的特瑞普利单抗（商品名：拓益）于 2018 年 12 月被国家药品监督管理局批准上市，用于治疗既往接受全身系统治疗失败的不可切除或转移性 MM 患者。专家组认为，对于一线未使用免疫治疗者，二线治疗推荐帕博利珠单抗或特瑞普利单抗，适用于 BRAF 突变型和 BRAF 野生型患者。其他二线治疗选择包括纳武利尤单抗、纳武利尤单抗+伊匹单抗联合治疗、伊匹单抗单药或伊匹单抗联合溶瘤病毒局部注射。对于二线之后的后续治疗，目前不推荐使用与既往治疗相同的药物，但可考虑选用与既往治疗同一类的其他药物。对于接受 12 周伊匹单抗诱导治疗后病情稳定 3 个月及以上、评效 PR 或 CR 的患者而言，在后续出现病情进展后，可考虑再次接受伊匹单抗的诱导治疗（3mg/mg q3w * 4 周期）。尽管抗 CTLA-4 单抗（伊匹单抗）和抗 PD-1 单抗（帕博利珠单抗、纳武利尤单抗、特瑞普利单抗）均为免疫检查点抑制剂，但由于二者的作用分子不同，目前认为二者不属于同一类药物。对既往接受过 CTLA-4 单抗治疗的患者而言，后续推荐抗 PD-1 单抗治疗；反之亦然。对于免疫检查点抑制剂治疗后进展的患者（携带 BRAF 突变、BRAF 抑制剂治疗后进展）而言，二线之后的后续治疗的其他选择可考虑细胞毒化疗、MAPK 通路抑制剂靶向治疗。由于上述治疗选择的相关临床研究多在靶向和免疫治疗出现前进行，目前上述方案用于后续治疗中的获益情况尚不明确。一般状况较差（PS 评分 3-4）的患者应采用最佳支持治疗。

3.3 附录：皮肤 MM 常用的晚期治疗方案

3.3.1 化疗方案

达卡巴嗪单药：DTIC 250mg/m² d1-5 q3-4w 或 850mg/m² d1 q3-4w；

替莫唑胺单药：TMZ 200mg/m² d1-5 q4w；

达卡巴嗪+恩度：DTIC 250mg/m² d1-5，恩度 7.5mg/m² d1-14 q4w；

紫杉醇±卡铂±贝伐珠单抗：紫杉醇 175mg/m² d1，卡铂 AUC=5，±贝伐 5mg/kg d1/15 q4w；

白蛋白结合型紫杉醇±卡铂±贝伐珠单抗：白蛋白结合型紫杉醇 260mg/m² d1，卡铂 AUC=5，±贝伐 5mg/kg d1/15 q4w。

3.3.2 靶向治疗方案

Dabrafenib 联合 Trametinib 方案：Dabrafenib（150 mg，每日 2 次）+Trametinib（2 mg，每日 1 次）直至进

展或不能耐受

Vemurafenib 的单药方案：960mg，每日 2 次，直至进展或不能耐受

伊马替尼：400mg，每日 1 次，直至进展或不能耐受

3.3.3 免疫治疗方案

Pembrolizumab：Pembrolizumab 2mg/kg 静脉输注 30min 以上，每 3 周重复，直至进展或不能耐受或用满 2 年。

Nivolumab：Nivolumab 3mg/kg 静脉输注 30min 以上，每 2 周重复，直至进展或不能耐受或用满 2 年。用满 2 年。

特瑞普利单抗：特瑞普利单抗 240mg 静脉输注 30min 以上，每 2 周重复，直至进展或不能耐受或用满 2 年。

Nivolumab+Ipilimumab

Nivolumab 1mg/kg + Ipilimumab 3mg/kg，静脉输注 30min 以上，每 3 周重复×4 次→Nivolumab 3mg/kg，每 2 周重复，直至进展或不能耐受或用满 2 年。

Ipilimumab+T-Vec 瘤内注射

Ipilimumab 3mg/kg，静脉输注 30min 以上，每 3 周重复×4 次

T-Vec $\leqslant 4mL \times 10^6$ pfu/mL，第一剂→$\leqslant 4mL \times 10^8$ pfu/

mL（第一剂后三周），每2周重复，每个治疗疗程总量≤4mL，瘤体内注射（内脏病灶除外）

第二节 特殊病灶的处理

1 MM脑转移的治疗

1.1 脑转移灶的治疗

对脑转移的患者，应优先处理中枢神经系统（CNS）病灶，以延迟或防止出现瘤内出血、癫痫或神经相关功能障碍。MM脑转移的治疗应基于症状、脑转移灶数目和部位整合考虑。立体定向放疗（SRS）可作为一线治疗或术后辅助治疗。全脑放疗（WBRT）主要针对脑转移灶比较弥漫，无法实施立体定向放疗患者，但全脑放疗的疗效有限。与WBRT相比，SRS可能具有更好的长期安全性，能更早地使CNS病灶达到稳定，因此能使患者更早地接受全身系统性抗瘤治疗或参加临床研究。对携带BRAF突变、同时存在颅外和颅内转移患者，初始治疗应采用BRAF或BRAF+MEK抑制剂，根据颅内转移情况必要时联合放疗。在针对颅内病灶的治疗结束后，针对颅外病灶的处理与不伴有颅内转移的患者相同。Ipilimumab可能能够长期地控制颅外转移灶。

若患者同时存在颅内和颅外病灶，可在对颅内病灶进行处理期间或之后给予全身系统性抗瘤治疗，但不建议行大剂量IL-2治疗，因为IL-2在既往未经治疗的脑转移中有效率低，并可能加重病灶周围的水肿。由于联合或序贯应用放疗和系统性抗瘤治疗（尤其是BRAF靶向治疗）可能增加治疗相关毒性，因此需要密切观察。

1.2 晚期MM的放疗原则

对脑转移灶，立体定向放疗可作为一线治疗或辅助治疗。全脑放疗可作为一线治疗，也可考虑作为辅助治疗，但作为辅助治疗时疗效不确切，需结合个体情况综合选择。

对其他有症状或即将出现症状的软组织转移灶和/或骨转移灶，可选择放疗，具体剂量和分次无统一规定，但低分次照射放疗方案可能会增加长期并发症风险。

2 MM肝转移的治疗

晚期MM患者50%~80%会出现肝转移，尤其来自脉络膜、鼻腔及直肠等黏膜来源的MM，更容易出现肝转移。由于全身化疗效果差，一旦出现肝转移，治疗机会非常有限，预后极差，积极治疗情况下中位生存期为2~6个月，一年生存率13%。肝转移病灶进展程度常决定了生存期，其对生存影响重要，意义甚至超过原发灶或其他脏器转移。对比全身化疗，单纯动脉灌注化疗和肝动脉化疗栓塞三种治疗方式，全身化疗有效率低于1%，而以铂类药物为基础的动脉化疗栓塞方案是可获益改善生存的治疗手段，有效反应率达36%，相对比其他两种治疗方式有显著优势。

3 MM骨转移的治疗

MM骨转移与其他肿瘤骨转移的处理相似，主要根据转移部位（是否承重骨）和症状进行治疗，目的在于降低骨相关事件的发生和缓解疼痛。孤立骨转移灶可考虑手术切除，术后可补充局部放疗。多发骨转移应在全身治疗基础上加局部治疗，局部治疗包括手术、骨水泥填充和局部放疗，定期使用双磷酸盐治疗可降低骨相关事件发生，伴疼痛的患者可加用止疼药物。对脊髓压迫的处理方案取决于患者的一般状态，对预后较好、肿瘤负荷轻患者可联合手术减压和术后放疗，一般情况差者考虑单纯放疗。放疗的适应证为缓解骨痛及内固定术后治疗。

4 营养支持治疗

4.1 保证足量饮水

在治疗期间喝水并保持水分很重要。脱水（体内水分不足）会导致疲劳、头晕和恶心（感觉不得不呕吐）。当服用药物时，液体有助于冲洗肾脏。冲洗肾脏可以防止药物造成损害。可通过在增加饮食中液体（如水、汤、果汁、牛奶和豆类饮料）来保证液体量。也可每天喝 6~8 杯（1½~2 升）水或吃含有大量水分的食物。

4.2　摄入蛋白质

蛋白质是饮食的重要组成部分。蛋白质可帮助免疫系统抵抗感染。还可帮助伤口愈合并增强肌肉。蛋白质含量高的食物包括：肉、家禽、鱼、金枪鱼罐头或鲑鱼、鸡蛋；奶酪、酸奶、布丁；坚果酱（如花生酱或杏仁酱）、坚果、种子；扁豆和鹰嘴豆（豆类）；牛奶、豆腐或大豆饮料；脱脂奶粉、乳清蛋白粉、豌豆蛋白粉。具体的蛋白质量取决于患者身高、体重、活动水平及接受治疗类型。建议与注册营养师沟通，了解适合的蛋白质摄入量。

MM 的发生与饮食并无明确关系，所以对饮食并无特殊要求。如患者常年是某种饮食习惯，针对 MM 之后不用特意改变饮食习惯。如患者目前正在手术期间，或正行药物治疗，可能会因为这些治疗导致腹泻或便秘。对辛辣刺激性食物需暂时忌口，这些食物可能会加重腹泻、便秘等症状。有人认为海鲜、牛羊肉是"发物"，会对肿瘤不好，但西医并无这方面限制。对海鲜和牛羊肉，一般建议按目前的饮食习惯食用就好，不过，确实有一小部分人，食用海鲜或某种食物后可能会过敏。因此，建议患者在治疗期间，对一些容易过敏的食物要谨慎。先少量食用，无问题便可恢复正常饮食习惯。MM要戒烟戒酒，需要严格执行。烟酒对身体无益处，更多是不利。

适度康复运动可增强机体免疫功能。应加强对症支持治疗，包括在晚期MM患者中的积极镇痛、纠正贫血、纠正低白蛋白血症、加强营养支持，控制合并糖尿病患者的血糖，处理胸腹水、黄疸等伴随症状。

对于晚期MM患者，应理解患者及家属心态，采取积极措施调整其相应状态，把消极心理转化为积极心理，通过舒缓疗护让其享有安全感、舒适感而减少抑郁与焦虑。

5 中医药治疗

中医对MM的研究有久远历史，对治疗和预后有独特优势。早在古代，中医就有对类似MM的描述和治疗，治疗多以内服中药为主，辅助外治、针灸、中药制注射剂等疗法。近年来中药提取物治疗MM已进入视野，成为药物治疗MM研究的主流。中医药针对MM的报道主要是个案报道，尚缺乏一定样本量的临床研究，但依然是西医治疗的重要补充。多种中药或提取物的内服、外用，在个案报道中体现出对MM的一定疗效。此外，中医药对于患者的支持治疗发挥巨大作用，对于晚期盗汗患者，可采用五倍子止汗治疗；对化疗期间便秘的患者，可饮番泻叶水协助通便。有患者采用中药对 MM 溃疡进行处理，取得一定疗效。

第三节 特殊类型的处理

1 肢端 MM

肢端 MM 是指来源于掌跖部或甲下的 MM。在我国占比最高，其生物学行为、基因表型等均有别于皮肤。目前针对晚期肢端 MM 的治疗，如携带 BRAF 基因突变，可考虑给予 BRAF±MEK 抑制剂治疗。对无针对性突变的晚期肢端 MM，可选择化疗或免疫治疗。但单纯免疫治疗对晚期肢端 MM 疗效欠佳，目前针对肢端 MM 的临床研究还在进行中，前期研究也在逐步公布中。

2 黏膜 MM

黏膜 MM 是指来源于黏膜黑色素细胞的 MM，其生物学行为、基因表型等均有别于皮肤来源的 MM。在西方国家，黏膜型 MM 是一类罕见亚型，仅占所有 MM 患者的 1.3%，然而这类亚型却是亚洲人群中第二大亚型，22%~25%MM患者属于黏膜型MM。因此黏膜MM的诊治经验更多依赖于东亚人群的研究结果。对晚期黏膜MM，可考虑化疗+抗血管生成药物，BRAF±MEK抑制剂是重要选择；PD-1单抗+阿西替尼有望成为标准方案。一线治疗加入卡铂+紫杉醇+贝伐珠单抗联合方案。

2019年8月，一项阿昔替尼联合PD-1单抗的研究发表在国外杂志上。该研究是一项开放标签、单中心、剂量递增ⅠB期临床试验，旨在探讨特瑞普利单抗联合阿昔替尼在晚期黏膜型MM患者中的安全性和有效性。研究分为2个阶段，阶段A进行剂量递增以确定推荐剂量，6例（3例/组）晚期黏膜MM患者接受阿昔替尼（口服，BID，5mg）联合特瑞普利单抗（静注，Q2W，1mg/kg或3mg/kg）；阶段B进行剂量扩展，以推荐剂量入组27例晚期黏膜MM，进一步观察特瑞普利单抗联合阿昔替尼的疗效及安全性。自2017年4月25日至2018年4月2日，该研究共入组晚期黏膜MM患者33例，其中大部分患者（31例/33例）未接受过全身化疗。

在安全性方面，97%的患者出现治疗相关不良反应（TRAE），不良反应多为1~2级，包括腹泻、ALT升高、蛋白尿、AST升高、体重下降、肌酸激酶升高和高血压，多数通过暂停给药或对症治疗后可控或缓解。3级以上TRAE发生率为39.4%，未出现治疗相关的死亡。截至2018年12月19日，中位治疗持续时间为9.4个月（1.1个月~19.8个月）。ORR达到60.6%，在29例未接受过化疗的晚期黏膜型MM患者（RECIST 1.1标准）中，14例（48.3%）达到PR或CR，DCR高达86.2%，ORR（irRECIST标准）为51.7%，平均响应时间（TTR）为2.1个月。中位PFS为7.5个月（RECIST 1.1标准）/8.9个月（irRECIST标准），中位OS 20.7个月。

2021年初，一项评估贝伐单抗联合卡铂和紫杉醇（CPB）用于既往治疗过的晚期MM的疗效和安全性的研究结果发表。研究设计将受试患者按2∶1随机分至两组，接受卡铂+紫杉醇＋贝伐单抗或卡铂+紫杉醇（CP）治疗。主要终点是PFS。次要终点包括OS、ORR和副反应事件。共招募114位患者，CPB组的中位PFS明显长于CP组：4.8个月（95% CI 3.6-6.0）vs 3.0个月（1.7-4.3；风险比[HR] 0.461，95% CI 0.306-0.695，P<0.001）。CPB组的中位OS也明显长于CP组：13.6 vs. 9.0个月（HR 0.611，95% CI 0.407-0.917，P=0.017）。CPB组和CP组的ORR分别为19.7%和13.2%（P=0.384）。基于此项研究，转移性黏膜MM患者采用贝伐单抗联合卡铂和紫杉醇治疗的PFS和OS均优于紫杉醇卡铂化疗。

3 葡萄膜 MM

晚期葡萄膜黑色素瘤治疗的特点主要有突变率低、易肝转移、免疫治疗不敏感等，总体预后较差。化疗+抗血管生成药物±经肝动脉插管化疗栓塞（TACE，transcatheter arterial chemoembolization）方案仍是临床上的重要选择。肝转移灶瘤体注射对于 MM 肝转移可能成为新的研究热点。国内外对晚期葡萄膜 MM 的研究探索一直在进行中，相关研究结果有效率低，仍需进一步探索。

黑色素瘤的康复

第一节　术后患者的康复

针对可切除的MM患者，可考虑行手术切除MM病灶。行手术治疗后，针对不同手术部位，进行相应的康复治疗。尤其是接受淋巴结清扫术患者，术后可能出现患肢水肿，应注意适当活动，避免下肢出现血栓，及时进行深静脉超声等检查，如出现血栓应给予抗凝治疗。

第二节　晚期患者的康复

晚期患者一方面由于存在不可切除的转移病变，可能导致患者的不适症状，另一方面，患者多接受药物的抗瘤治疗，可能出现药物相关不良反应。对存在转移患者，根据不同转移部位，可采取相应的康复措施：

（1）骨转移：骨转移的主要症状是疼痛，夜间明显，疼痛比较持续。针对承重部位的骨转移，需要避免负重，对于颈椎、腰椎转移，可佩戴颈托、腰托缓解压力。对长骨转移，应避免碰撞、外伤，避免骨折。

（2）肝转移：转移灶不大时患者常并无症状。如果出现肝转移症状肿瘤常已经达一定体积，可表现为腹胀、腹部膨隆、食欲减退、周身皮肤及眼睛发黄。对肝转移灶位于被膜下患者，避免腹压升高或外伤，以防肝转移灶破裂。

（3）肺转移：肺转移的症状包括咳嗽、咳痰、痰中带血丝、憋气、胸痛。患者可自备指氧监测仪或吸氧装置，用于监测氧饱和度和改善缺氧症状。

（4）脑转移：脑转移症状多种多样。包括卒中样表现，如出现肢体偏瘫，言语不利；高颅压症状，如头痛、头晕、恶心、呕吐；甚至有的出现意识不清、乏力、胡言乱语。如出现肢体偏瘫，经治疗后需要康复训练。对出现认知力、记忆力下降者，应加强看护。

对接受药物治疗的晚期 MM 患者，应注意药物相关不良反应的康复。传统的化疗药物可能导致脱发、恶心呕吐、骨髓抑制（白细胞下降、贫血、血小板下降）。目前针对脱发缺乏有效办法，治疗期间可考虑假发替代。对恶心呕吐、白细胞下降可采取药物治疗，饮食上以清淡为主，并无特别的食补办法能改善骨髓抑制问题。新型靶向药物的不良反应包括：皮疹，高血压，发热；对皮疹的发生应避免抓挠，避免感染，采用针对性药物治疗。血压应该每天监测，根据血压情况调整降压药物。对药物导致的发热，可采用相应的退热药物，并摄入足够液体量。免疫治疗不良反应多种多样，应注意定期化验监测，并寻找有经验的医生诊治，避免延误诊疗。

第七章　黑色素瘤的康复

参考文献

[1] BALCH C M, GERSHENWALD J E, SOONG S J, et al. Final version of 2009 AJCC melanoma staging and classification [J]. Journal of clinical oncology: official journal of the American Society of Clinical Oncology, 2009, 27 (36): 6199-206.

[2] THOMPSON J F, SOONG S J, BALCH C M, et al. Prognostic significance of mitotic rate in localized primary cutaneous melanoma: an analysis of patients in the multi-institutional American Joint Committee on Cancer melanoma staging database [J]. Journal of clinical oncology: official journal of the American Society of Clinical Oncology, 2011, 29 (16): 2199-205.

[3] BALCH C M, GERSHENWALD J E, SOONG S J, et al. Multivariate analysis of prognostic factors among 2, 313 patients with stage III melanoma: comparison of nodal micrometastases versus macrometastases [J]. Journal of clinical oncology: official journal of the American Society of Clinical Oncology, 2010, 28 (14): 2452-9.

[4] EDGE S B, COMPTON C C. The American Joint Committee on Cancer: the 7th edition of the AJCC cancer staging manual and the future of TNM [J]. Ann Surg Oncol, 2010, 17 (6): 1471-4.

[5] GERSHENWALD JE, SCOLYER RA, HESS KR, et al. AJCC Cancer Staging Manual. Eight Edtion, 2016, 564.

[6] PIRIS A, MIHM M C, JR., DUNCAN L M. AJCC melanoma staging update: impact on dermatopathology practice and patient management [J]. Journal of cutaneous pathology, 2011, 38 (5): 394-400.

[7] AZZOLA M F, SHAW H M, THOMPSON J F, et al. Tumor mitotic rate is a more powerful prognostic indicator than ulcer-

ation in patients with primary cutaneous melanoma: an analysis of 3661 patients from a single center [J]. Cancer, 2003, 97 (6): 1488-98.

[8] FRANCKEN A B, SHAW H M, THOMPSON J F, et al. The prognostic importance of tumor mitotic rate confirmed in 1317 patients with primary cutaneous melanoma and long follow-up [J]. Ann Surg Oncol, 2004, 11 (4): 426-33.

[9] GIMOTTY P A, ELDER D E, FRAKER D L, et al. Identification of high-risk patients among those diagnosed with thin cutaneous melanomas [J]. Journal of clinical oncology: official journal of the American Society of Clinical Oncology, 2007, 25 (9): 1129-34.

[10] PAEK S C, GRIFFITH K A, JOHNSON T M, et al. The impact of factors beyond Breslow depth on predicting sentinel lymph node positivity in melanoma [J]. Cancer, 2007, 109 (1): 100-8.

[11] SONDAK V K, TAYLOR J M, SABEL M S, et al. Mitotic rate and younger age are predictors of sentinel lymph node positivity: lessons learned from the generation of a probabilistic model [J]. Ann Surg Oncol, 2004, 11 (3): 247-58.

[12] HARRIST T J, RIGEL D S, DAY C L, JR., et al. "Microscopic satellites" are more highly associated with regional lymph node metastases than is primary melanoma thickness [J]. Cancer, 1984, 53 (10): 2183-7.

[13] CANCER GENOME ATLAS N. Genomic Classification of Cutaneous Melanoma [J]. Cell, 2015, 161 (7): 1681-96.

[14] HIGH W A, ROBINSON W A. Genetic mutations involved in melanoma: a summary of our current understanding [J]. Advances in dermatology, 2007, 23 (61-79.

[15] CURTIN J A, BUSAM K, PINKEL D, et al. Somatic activation of KIT in distinct subtypes of melanoma [J]. Journal of clini-

黑色素瘤

参考文献

cal oncology: official journal of the American Society of Clinical Oncology, 2006, 24 (26): 4340-6.

[16] CURTIN J A, FRIDLYAND J, KAGESHITA T, et al. Distinct sets of genetic alterations in melanoma [J]. N Engl J Med, 2005, 353 (20): 2135-47.

[17] KONG Y, SI L, ZHU Y, et al. Large-scale analysis of KIT aberrations in Chinese patients with melanoma [J]. Clin Cancer Res, 2011, 17 (7): 1684-91.

[18] SI L, KONG Y, XU X, et al. Prevalence of BRAF V600E mutation in Chinese melanoma patients: large scale analysis of BRAF and NRAS mutations in a 432-case cohort [J]. Eur J Cancer, 2012, 48 (1): 94-100.

[19] VERONESI U, CASCINELLI N. Narrow excision (1-cm margin). A safe procedure for thin cutaneous melanoma [J]. Arch Surg, 1991, 126 (4): 438-41.

[20] VERONESI U, CASCINELLI N, ADAMUS J, et al. Thin stage I primary cutaneous malignant melanoma. Comparison of excision with margins of 1 or 3 cm [J]. N Engl J Med, 1988, 318 (18): 1159-62.

[21] COHN-CEDERMARK G, RUTQVIST L E, ANDERSSON R, et al. Long term results of a randomized study by the Swedish Melanoma Study Group on 2-cm versus 5-cm resection margins for patients with cutaneous melanoma with a tumor thickness of 0.8-2.0 mm [J]. Cancer, 2000, 89 (7): 1495-501.

[22] KHAYAT D, RIXE O, MARTIN G, et al. Surgical margins in cutaneous melanoma (2 cm versus 5 cm for lesions measuring less than 2.1-mm thick) [J]. Cancer, 2003, 97 (8): 1941-6.

[23] GILLGREN P, DRZEWIECKI K T, NIIN M, et al. 2-cm versus 4-cm surgical excision margins for primary cutaneous melanoma thicker than 2 mm: a randomised, multicentre trial [J].

Lancet（London，England），2011，378（9803）：1635-42.

[24] BALCH C M，SOONG S J，SMITH T，et al. Long-term results of a prospective surgical trial comparing 2 cm vs. 4 cm excision margins for 740 patients with 1-4 mm melanomas [J]. Ann Surg Oncol，2001，8（2）：101-8.

[25] Balch C M，Urist M M，Karakousis C P，et al. Efficacy of 2-cm surgical margins for intermediate-thickness melanomas（1 to 4 mm）. Results of a multi-institutional randomized surgical trial [J]. Annals of surgery，1993，218（3）：262-7；discussion 7-9.

[26] HAYES A J，MAYNARD L，COOMBES G，et al. Wide versus narrow excision margins for high-risk，primary cutaneous melanomas：long-term follow-up of survival in a randomised trial [J]. Lancet Oncol，2016，17（2）：184-92.

[27] TESTORI A，MOZZILLO N. Surgical techniques of melanoma and sentinel node biopsy [J]. Semin Oncol，2002，29（4）：325-328.

[28] MOCELLIN S，HOON D S，PILATI P，et al. Sentinel lymph node molecular ultrastaging in patients with melanoma：a systematic review and meta-analysis of prognosis [J]. Journal of clinical oncology：official journal of the American Society of Clinical Oncology，2007，25（12）：1588-95.

[29] MORTON D L，THOMPSON J F，COCHRAN A J，et al. Sentinel-node biopsy or nodal observation in melanoma [J]. N Engl J Med，2006，355（13）：1307-17.

[30] MORTON D L，THOMPSON J F，COCHRAN A J，et al. Final trial report of sentinel-node biopsy versus nodal observation in melanoma [J]. N Engl J Med，2014，370（7）：599-609.

[31] CHI Z，LI S，SHENG X，et al. Clinical presentation，histology，and prognoses of malignant melanoma in ethnic Chinese：a study of 522 consecutive cases [J]. BMC cancer，2011，11

（85.

[32] VAN DER PLOEG A P, VAN AKKOOI A C, RUTKOWSKI P, et al. Prognosis in patients with sentinel node-positive melanoma is accurately defined by the combined Rotterdam tumor load and Dewar topography criteria [J]. Journal of clinical oncology: official journal of the American Society of Clinical Oncology, 2011, 29 (16): 2206-14.

[33] CASCINELLI N, MORABITO A, SANTINAMI M, et al. Immediate or delayed dissection of regional nodes in patients with melanoma of the trunk: a randomised trial. WHO Melanoma Programme [J]. Lancet (London, England), 1998, 351 (9105): 793-6.

[34] MATTHEY-GIÉ M L, GIÉ O, DERETTI S, et al. Prospective Randomized Study to Compare Lymphocele and Lymphorrhea Control Following Inguinal and Axillary Therapeutic Lymph Node Dissection with or Without the Use of an Ultrasonic Scalpel [J]. Ann Surg Oncol, 2016, 23 (5): 1716-20.

[35] SLAGELSE C, PETERSEN K L, DAHL J B, et al. Persistent postoperative pain and sensory changes following lymph node excision in melanoma patients: a topical review [J]. Melanoma Res, 2014, 24 (2): 93-8.

[36] THEODORE J E, FRANKEL A J, THOMAS J M, et al. Assessment of morbidity following regional nodal dissection in the axilla and groin for metastatic melanoma [J]. ANZ J Surg, 2017, 87 (1-2): 44-8.

[37] HYNGSTROM J R, CHIANG Y J, CROMWELL K D, et al. Prospective assessment of lymphedema incidence and lymphedema-associated symptoms following lymph node surgery for melanoma [J]. Melanoma Res, 2013, 23 (4): 290-7.

[38] KRETSCHMER L, BERTSCH H P, ZAPF A, et al. Nodal Basin Recurrence After Sentinel Lymph Node Biopsy for Mela-

noma: A Retrospective Multicenter Study in 2653 Patients [J]. Medicine (Baltimore), 2015, 94 (36): e1433.

[39] GUGGENHEIM M M, HUG U, JUNG F J, et al. Morbidity and recurrence after completion lymph node dissection following sentinel lymph node biopsy in cutaneous malignant melanoma [J]. Annals of surgery, 2008, 247 (4): 687-93.

[40] LEITER U, STADLER R, MAUCH C, et al. Complete lymph node dissection versus no dissection in patients with sentinel lymph node biopsy positive melanoma (DeCOG-SLT): a multicentre, randomised, phase 3 trial [J]. Lancet Oncol, 2016, 17 (6): 757-67.

[41] MORTON D L. Overview and update of the phase III Multicenter Selective Lymphadenectomy Trials (MSLT-I and MSLT-II) in melanoma [J]. Clin Exp Metastasis, 2012, 29 (7): 699-706.

[42] LEUNG A M, MORTON D L, OZAO-CHOY J, et al. Staging of regional lymph nodes in melanoma: a case for including non-sentinel lymph node positivity in the American Joint Committee on Cancer staging system [J]. JAMA Surg, 2013, 148 (9): 879-84.

[43] PASQUALI S, MOCELLIN S, MOZZILLO N, et al. Nonsentinel lymph node status in patients with cutaneous melanoma: results from a multi-institution prognostic study [J]. Journal of clinical oncology: official journal of the American Society of Clinical Oncology, 2014, 32 (9): 935-41.

[44] BROWN R E, ROSS M I, EDWARDS M J, et al. The prognostic significance of nonsentinel lymph node metastasis in melanoma [J]. Ann Surg Oncol, 2010, 17 (12): 3330-5.

[45] GHAFERI A A, WONG S L, JOHNSON T M, et al. Prognostic significance of a positive nonsentinel lymph node in cutaneous melanoma [J]. Ann Surg Oncol, 2009, 16 (11): 2978-

84.

[46] CADILI A, SCOLYER R A, BROWN P T, et al. Total senti-nel lymph node tumor size predicts nonsentinel node metastasis and survival in patients with melanoma [J]. Ann Surg Oncol, 2010, 17 (11): 3015-20.

[47] KIM C, ECONOMOU S, AMATRUDA T T, et al. Prognostic significance of microscopic tumor burden in sentinel lymph node in patients with cutaneous melanoma [J]. Anticancer Res, 2015, 35 (1): 301-9.

[48] ROKA F, MASTAN P, BINDER M, et al. Prediction of non-sentinel node status and outcome in sentinel node-positive mel-anoma patients [J]. Eur J Surg Oncol, 2008, 34 (1): 82-8.

[49] EGGER M E, BOWER M R, CZYSZCZON I A, et al. Com-parison of sentinel lymph node micrometastatic tumor burden measurements in melanoma [J]. J Am Coll Surg, 2014, 218 (4): 519-28.

[50] SATZGER I, MEIER A, ZAPF A, et al. Is there a therapeu-tic benefit of complete lymph node dissection in melanoma pa-tients with low tumor burden in the sentinel node? [J]. Melano-ma Res, 2014, 24 (5): 454-61.

[51] BAMBOAT Z M, KONSTANTINIDIS I T, KUK D, et al. Ob-servation after a positive sentinel lymph node biopsy in patients with melanoma [J]. Ann Surg Oncol, 2014, 21 (9): 3117-23.

[52] VAN DER PLOEG A P, VAN AKKOOI A C, RUTKOWSKI P, et al. Prognosis in patients with sentinel node-positive mela-noma without immediate completion lymph node dissection [J]. The British journal of surgery, 2012, 99 (10): 1396-405.

[53] KIMBROUGH C W, MCMASTERS K M, DAVIS E G. Princi-ples of surgical treatment of malignant melanoma [J]. Surg Clin North Am, 2014, 94 (5): 973-88, vii.

[54] LEITER U, STADLER R, MAUCH C, et al. Complete lymph node dissection versus no dissection in patients with sentinel lymph node biopsy positive melanoma （DeCOG-SLT）: a multicentre, randomised, phase 3 trial. Lancet Oncol, 2016, 17: 757-767.

[55] FARIES M B, THOMPSON J F, COCHRAN A J, et al. Completion Dissection or Observation for Sentinel-Node Metastasis in Melanoma [J]. N Engl J Med, 2017, 376 （23）: 2211-22.

[56] KIRKWOOD J M, IBRAHIM J G, SOSMAN J A, et al. High-dose interferon alfa-2b significantly prolongs relapse-free and overall survival compared with the GM2-KLH/QS-21 vaccine in patients with resected stage IIB-III melanoma: results of intergroup trial E1694/S9512/C509801 [J]. Journal of clinical oncology: official journal of the American Society of Clinical Oncology, 2001, 19 （9）: 2370-80.

[57] KIRKWOOD J M, IBRAHIM J G, SONDAK V K, et al. High- and low-dose interferon alfa-2b in high-risk melanoma: first analysis of intergroup trial E1690/S9111/C9190 [J]. Journal of clinical oncology: official journal of the American Society of Clinical Oncology, 2000, 18 （12）: 2444-58.

[58] KIRKWOOD J M, STRAWDERMAN M H, ERNSTOFF M S, et al. Interferon alfa-2b adjuvant therapy of high-risk resected cutaneous melanoma: the Eastern Cooperative Oncology Group Trial EST 1684 [J]. Journal of clinical oncology: official journal of the American Society of Clinical Oncology, 1996, 14 （1）: 7-17.

[59] MOCELLIN S, PASQUALI S, ROSSI C R, et al. Interferon alpha adjuvant therapy in patients with high-risk melanoma: a systematic review and meta-analysis [J]. J Natl Cancer Inst, 2010, 102 （7）: 493-501.

[60] PECTASIDES D, DAFNI U, BAFALOUKOS D, et al. Ran-

domized phase III study of 1 month versus 1 year of adjuvant high-dose interferon alfa-2b in patients with resected high-risk melanoma [J]. Journal of clinical oncology: official journal of the American Society of Clinical Oncology, 2009, 27 (6): 939-44.

[61] CASCINELLI N, BUFALINO R, MORABITO A, et al. Results of adjuvant interferon study in WHO melanoma programme [J]. Lancet (London, England), 1994, 343 (8902): 913-4.

[62] HAUSCHILD A, WEICHENTHAL M, RASS K, et al. Efficacy of low-dose interferon {alpha}2a 18 versus 60 months of treatment in patients with primary melanoma of ≥ 1.5 mm tumor thickness: results of a randomized phase III DeCOG trial [J]. Journal of clinical oncology: official journal of the American Society of Clinical Oncology, 2010, 28 (5): 841-6.

[63] EGGERMONT A M, SUCIU S, MACKIE R, et al. Post-surgery adjuvant therapy with intermediate doses of interferon alfa 2b versus observation in patients with stage IIb/III melanoma (EORTC 18952): randomised controlled trial [J]. Lancet (London, England), 2005, 366 (9492): 1189-96.

[64] EGGERMONT A M, SUCIU S, SANTINAMI M, et al. Adjuvant therapy with pegylated interferon alfa-2b versus observation alone in resected stage III melanoma: final results of EORTC 18991, a randomised phase III trial [J]. Lancet (London, England), 2008, 372 (9633): 117-26.

[65] MAO L, SI L, CHI Z, et al. A randomised phase II trial of 1 month versus 1 year of adjuvant high-dose interferon α-2b in high-risk acral melanoma patients [J]. Eur J Cancer, 2011, 47 (10): 1498-503.

[66] AGARWALA S S, LEE S J, YIP W, et al. Phase III Randomized Study of 4 Weeks of High-Dose Interferon-α-2b in Stage

T2bN0, T3a-bN0, T4a-bN0, and T1-4N1a-2a (micro-

scopic) Melanoma: A Trial of the Eastern Cooperative Oncolo-

gy Group-American College of Radiology Imaging Network Can-

cer Research Group (E1697) [J]. Journal of clinical oncology:

official journal of the American Society of Clinical Oncology,

2017, 35 (8): 885-92.

[67] EGGERMONT A M, SUCIU S, RUTKOWSKI P, et al. Long
term follow up of the EORTC 18952 trial of adjuvant therapy in
resected stage IIB-III cutaneous melanoma patients comparing
intermediate doses of interferon-alpha-2b (IFN) with observa-
tion: Ulceration of primary is key determinant for IFN-sensitiv-
ity [J]. Eur J Cancer, 2016, 55 (111-21.

[68] EGGERMONT A M, SUCIU S, TESTORI A, et al. Long-
term results of the randomized phase III trial EORTC 18991 of
adjuvant therapy with pegylated interferon alfa-2b versus obser-
vation in resected stage III melanoma [J]. Journal of clinical on-
cology: official journal of the American Society of Clinical On-
cology, 2012, 30 (31): 3810-8.

[69] FLAHERTY L E, OTHUS M, ATKINS M B, et al. Southwest
Oncology Group S0008: a phase III trial of high-dose interfer-
on Alfa-2b versus cisplatin, vinblastine, and dacarbazine,
plus interleukin-2 and interferon in patients with high-risk mel-
anoma--an intergroup study of cancer and leukemia Group B,
Children's Oncology Group, Eastern Cooperative Oncology
Group, and Southwest Oncology Group [J]. Journal of clinical
oncology: official journal of the American Society of Clinical
Oncology, 2014, 32 (33): 3771-8.

[70] CHAPMAN P B, HAUSCHILD A, ROBERT C, et al. Im-
proved survival with vemurafenib in melanoma with BRAF
V600E mutation [J]. N Engl J Med, 2011, 364 (26): 2507-
16.

黑色素瘤

参考文献

077

[71] MCARTHUR GA, CHAPMAN PB, ROBERT C, et al. Safety and efficacy of vemurafenib in BRAF (V600E) and BRAF (V600K) mutation-positive melanoma (BRIM-3): extended follow-up of a phase 3, randomised, open-label study. Lancet Oncol 2014, 15: 323-332.

[72] HAUSCHILD A, GROB J J, DEMIDOV L V, et al. Dabrafenib in BRAF-mutated metastatic melanoma: a multicentre, open-label, phase 3 randomised controlled trial [J]. Lancet (London, England), 2012, 380 (9839): 358-65.

[73] HAUSCHILD A, GROB JJ, DEMIDOV LV, et al. An update on BREAK-3, a phase III, randomized trial: Dabrafenib (DAB) versus dacarbazine (DTIC) in patients with BRAF V600E-positive mutation metastatic melanoma (MM) [J]. ASCO Meeting Abstracts 2013, 31: 9013.

[74] MARGOLIN K, ERNSTOFF M S, HAMID O, et al. Ipilimumab in patients with melanoma and brain metastases: an open-label, phase 2 trial [J]. Lancet Oncol, 2012, 13 (5): 459-65.

[75] HODI F S, O'DAY S J, MCDERMOTT D F, et al. Improved survival with ipilimumab in patients with metastatic melanoma [J]. N Engl J Med, 2010, 363 (8): 711-23.

[76] ROBERT C, THOMAS L, BONDARENKO I, et al. Ipilimumab plus dacarbazine for previously untreated metastatic melanoma [J]. N Engl J Med, 2011, 364 (26): 2517-26.

[77] RIBAS A, HAMID O, DAUD A, et al. Association of Pembrolizumab With Tumor Response and Survival Among Patients With Advanced Melanoma [J]. Jama, 2016, 315 (15): 1600-9.

[78] RIBAS A, PUZANOV I, DUMMER R, et al. Pembrolizumab versus investigator-choice chemotherapy for ipilimumab-refractory melanoma (KEYNOTE-002): a randomised, controlled,

phase 2 trial [J]. Lancet Oncol, 2015, 16 (8): 908-18.

[79] ROBERT C, SCHACHTER J, LONG G V, et al. Pembrolizumab versus Ipilimumab in Advanced Melanoma [J]. N Engl J Med, 2015, 372 (26): 2521-32.

[80] LARKIN J, CHIARION-SILENI V, GONZALEZ R, et al. Combined Nivolumab and Ipilimumab or Monotherapy in Untreated Melanoma [J]. N Engl J Med, 2015, 373 (1): 23-34.

[81] HODI F S, CHESNEY J, PAVLICK A C, et al. Combined nivolumab and ipilimumab versus ipilimumab alone in patients with advanced melanoma: 2-year overall survival outcomes in a multicentre, randomised, controlled, phase 2 trial [J]. Lancet Oncol, 2016, 17 (11): 1558-68.

[82] LARKIN J, MINOR D, D'ANGELO S, et al. Overall Survival in Patients With Advanced Melanoma Who Received Nivolumab Versus Investigator's Choice Chemotherapy in CheckMate 037: A Randomized, Controlled, Open-Label Phase III Trial [J]. Journal of clinical oncology: official journal of the American Society of Clinical Oncology, 2018, 36 (4): 383-90.

[83] LONG G V, STROYAKOVSKIY D, GOGAS H, et al. Dabrafenib and trametinib versus dabrafenib and placebo for Val600 BRAF-mutant melanoma: a multicentre, double-blind, phase 3 randomised controlled trial [J]. Lancet (London, England), 2015, 386 (9992): 444-51.

[84] ROBERT C, KARASZEWSKA B, SCHACHTER J, et al. Improved overall survival in melanoma with combined dabrafenib and trametinib [J]. N Engl J Med, 2015, 372 (1): 30-9.

[85] LARKIN J, ASCIERTO P A, DRENO B, et al. Combined vemurafenib and cobimetinib in BRAF-mutated melanoma [J]. N Engl J Med, 2014, 371 (20): 1867-76.

[86] EGGERMONT A M, CHIARION-SILENI V, GROB J J, et al. Prolonged Survival in Stage III Melanoma with Ipilimumab

Adjuvant Therapy [J]. N Engl J Med, 2016, 375 (19):
1845-55.

[87] WOO S R, TURNIS M E, GOLDBERG M V, et al. Immune
inhibitory molecules LAG-3 and PD-1 synergistically regulate
T-cell function to promote tumoral immune escape [J]. Cancer
Res, 2012, 72 (4): 917-27.

[88] WANG C, THUDIUM K B, HAN M, et al. In vitro character-
ization of the anti-PD-1 antibody nivolumab, BMS-936558,
and in vivo toxicology in non-human primates [J]. Cancer Immu-
nol Res, 2014, 2 (9): 846-56.

[89] WEBER J, MANDALA M, DEL VECCHIO M, et al. Adju-
vant Nivolumab versus Ipilimumab in Resected Stage III or IV
Melanoma [J]. N Engl J Med, 2017, 377 (19): 1824-35.

[90] EGGERMONT A M M, BLANK C U, MANDALA M, et al.
Adjuvant Pembrolizumab versus Placebo in Resected Stage III
Melanoma [J]. N Engl J Med, 2018, 378 (19): 1789-801.

[91] HAUSCHILD A, DUMMER R, SCHADENDORF D, et al.
Longer Follow-Up Confirms Relapse-Free Survival Benefit
With Adjuvant Dabrafenib Plus Trametinib in Patients With Re-
sected BRAF V600-Mutant Stage III Melanoma [J]. Journal of
clinical oncology: official journal of the American Society of
Clinical Oncology, 2018, 36 (35): 3441-9.

[92] LONG G V, HAUSCHILD A, SANTINAMI M, et al. Adju-
vant Dabrafenib plus Trametinib in Stage III BRAF-Mutated
Melanoma [J]. N Engl J Med, 2017, 377 (19): 1813-23.

[93] MAIO M, LEWIS K, DEMIDOV L, et al. Adjuvant vemu-
rafenib in resected, BRAF (V600) mutation-positive melano-
ma (BRIM8): a randomised, double-blind, placebo-con-
trolled, multicentre, phase 3 trial [J]. Lancet Oncol, 2018,
19 (4): 510-20.

[94] BURMEISTER B H, HENDERSON M A, AINSLIE J, et al.

Adjuvant radiotherapy versus observation alone for patients at risk of lymph-node field relapse after therapeutic lymphadenectomy for melanoma: a randomised trial [J]. Lancet Oncol, 2012, 13 (6): 589-97.

[95] HENDERSON M A, BURMEISTER B H, AINSLIE J, et al. Adjuvant lymph-node field radiotherapy versus observation only in patients with melanoma at high risk of further lymph-node field relapse after lymphadenectomy (ANZMTG 01.02/TROG 02.01): 6-year follow-up of a phase 3, randomised controlled trial [J]. Lancet Oncol, 2015, 16 (9): 1049-60.

[96] MAO L, SI L, CHI Z, et al. A randomised phase Ⅱ trial of 1 month versus 1 year of adjuvant high-dose interferon alpha-2b in high-risk acral melanoma patients. Eur J Cancer, 2011, 47 (10): 1498-1503.

[97] BIN LIAN, LU SI, CHUANLIANG CUI, et al. Phase Ⅱ randomized trial comparing high-dose IFN-a2b with temozolomide plus cisplatin as systemic adjuvant therapy for resected mucosal melanoma [J]. ASCO Annual Meeting, United States, 2012. 6. 1-6. 5. Oral Presentation.

[98] BIN LIAN, LU SI, CHUANLIANG CUI, et al. Phase Ⅱ randomized trial comparing high-dose IFN-a 2b with temozolomide plus cisplatin as systemic adjuvant therapy for resected mucosal melanoma. Clin Cancer Res, 2013, 19 (16): 4488-4498.

[99] B LIAN, CL CUI, X SONG, et al. Phase Ⅲ randomized, multicenter trial comparing high-dose IFN-a2b with temozolomide plus cisplatin as adjuvant therapy for resected mucosal melanoma [J]. ASCO Annual Meeting, United States, 2018. 6. 1-6. 5. Poster Presentation.

[100] CUI CL, LIAN B, SI L, et al. Adjuvant anti-PD-1 ab (Toripalimab) versus high-dose IFN-a2b in resected mucosal

melanoma: A phase Ⅱ randomized trial [J]. ASCO Annual Meeting, 2021: 9573.

[101] CHRISTOPHERSON K, MALYAPA R S, WERNING J W, et al. Radiation therapy for mucosal melanoma of the head and neck [J]. Am J Clin Oncol, 2015, 38 (1): 87-9.

[102] DIRIX P, VANSTRAELEN B, JORISSEN M, et al. Intensity-modulated radiotherapy for sinonasal cancer: improved outcome compared to conventional radiotherapy [J]. Int J Radiat Oncol Biol Phys, 2010, 78 (4): 998-1004.

[103] WU A J, GOMEZ J, ZHUNG J E, et al. Radiotherapy after surgical resection for head and neck mucosal melanoma [J]. Am J Clin Oncol, 2010, 33 (3): 281-5.

[104] NATHAN P, COHEN V, COUPLAND S, et al. Uveal Melanoma UK National Guidelines [J]. Eur J Cancer, 2015, 51 (16): 2404-12.

[105] WEIS E, SALOPEK T G, MCKINNON J G, et al. Management of uveal melanoma: a consensus-based provincial clinical practice guideline [J]. Current oncology (Toronto, Ont), 2016, 23 (1): e57-64.

[106] CHOUDHARY M M, TRIOZZI P L, SINGH A D. Uveal melanoma: evidence for adjuvant therapy [J]. International ophthalmology clinics, 2015, 55 (1): 45-51.

[107] BLUM E S, YANG J, KOMATSUBARA K M, et al. Clinical Management of Uveal and Conjunctival Melanoma [J]. Oncology (Williston Park, NY), 2016, 30 (1): 29-32, 34-43, 48.

[108] KRANTZ B A, DAVE N, KOMATSUBARA K M, et al. Uveal melanoma: epidemiology, etiology, and treatment of primary disease [J]. Clinical ophthalmology (Auckland, NZ), 2017, 11 (279-89.

[109] FALKSON C I, IBRAHIM J, KIRKWOOD J M, et al. Phase

III trial of dacarbazine versus dacarbazine with interferon al-pha-2b versus dacarbazine with tamoxifen versus dacarbazine with interferon alpha-2b and tamoxifen in patients with meta-static malignant melanoma: an Eastern Cooperative Oncology Group study [J]. Journal of clinical oncology: official journal of the American Society of Clinical Oncology, 1998, 16 (5): 1743-51.

[110] MIDDLETON M R, GROB J J, AARONSON N, et al. Ran-domized phase III study of temozolomide versus dacarbazine in the treatment of patients with advanced metastatic malignant melanoma [J]. Journal of clinical oncology: official journal of the American Society of Clinical Oncology, 2000, 18 (1): 158-66.

[111] AVRIL M F, AAMDAL S, GROB J J, et al. Fotemustine compared with dacarbazine in patients with disseminated ma-lignant melanoma: a phase III study [J]. Journal of clinical on-cology: official journal of the American Society of Clinical On-cology, 2004, 22 (6): 1118-25.

[112] BEDIKIAN A Y, MILLWARD M, PEHAMBERGER H, et al. Bcl-2 antisense (oblimersen sodium) plus dacarbazine in patients with advanced melanoma: the Oblimersen Melanoma Study Group [J]. Journal of clinical oncology: official journal of the American Society of Clinical Oncology, 2006, 24 (29): 4738-45.

[113] LEGHA S S, RING S, ETON O, et al. Development of a bio-chemotherapy regimen with concurrent administration of cispl-atin, vinblastine, dacarbazine, interferon alfa, and inter-leukin-2 for patients with metastatic melanoma [J]. Journal of clinical oncology: official journal of the American Society of Clinical Oncology, 1998, 16 (5): 1752-9.

[114] CHAPMAN P B, EINHORN L H, MEYERS M L, et al.

黑色素瘤

参考文献

Phase III multicenter randomized trial of the Dartmouth regimen versus dacarbazine in patients with metastatic melanoma [J]. Journal of clinical oncology: official journal of the American Society of Clinical Oncology, 1999, 17 (9): 2745-51.

[115] CUI C, MAO L, CHI Z, et al. A phase II, randomized, double-blind, placebo-controlled multicenter trial of Endostar in patients with metastatic melanoma [J]. Mol Ther, 2013, 21 (7): 1456-63.

[116] TENTORI L, GRAZIANI G. Recent approaches to improve the antitumor efficacy of temozolomide [J]. Curr Med Chem, 2009, 16 (2): 245-57.

[117] BOOGERD W, DE GAST G C, DALESIO O. Temozolomide in advanced malignant melanoma with small brain metastases: can we withhold cranial irradiation? [J]. Cancer, 2007, 109 (2): 306-12.

[118] SCHADENDORF D, HAUSCHILD A, UGUREL S, et al. Dose-intensified bi-weekly temozolomide in patients with asymptomatic brain metastases from malignant melanoma: a phase II DeCOG / ADO study [J]. Ann Oncol, 2006, 17 (10): 1592-7.

[119] RAO R D, HOLTAN S G, INGLE J N, et al. Combination of paclitaxel and carboplatin as second-line therapy for patients with metastatic melanoma [J]. Cancer, 2006, 106 (2): 375-82.

[120] AGARWALA SS, KEILHOLZ U, HOGG D, et al. Randomized phase III study of paclitaxel plus carboplatin with or without sorafenib as second-line treatment in patients with advanced melanoma [J]. J ClinOncol, 2007, 25 (18_suppl): 8510.

[121] HAUSCHILD A, AGARWALA S S, TREFZER U, et al. Results of a phase III, randomized, placebo-controlled study of

sorafenib in combination with carboplatin and paclitaxel as second-line treatment in patients with unresectable stage III or stage IV melanoma [J]. Journal of clinical oncology: official journal of the American Society of Clinical Oncology, 2009, 27 (17): 2823-30.

[122] WIERNIK P H, EINZIG A I. Taxol in malignant melanoma [J]. J Natl Cancer Inst Monogr, 1993, 15: 185-7.

[123] WIERNIK P H, SCHWARTZ E L, EINZIG A, et al. Phase I trial of taxol given as a 24-hour infusion every 21 days: responses observed in metastatic melanoma [J]. Journal of clinical oncology: official journal of the American Society of Clinical Oncology, 1987, 5 (8): 1232-9.

[124] LEGHA S S, RING S, PAPADOPOULOS N, et al. A phase II trial of taxol in metastatic melanoma [J]. Cancer, 1990, 65 (11): 2478-81.

[125] EINZIG A I, HOCHSTER H, WIERNIK P H, et al. A phase II study of taxol in patients with malignant melanoma [J]. Invest New Drugs, 1991, 9 (1): 59-64.

[126] WALKER L, SCHALCH H, KING D M, et al. Phase II trial of weekly paclitaxel in patients with advanced melanoma [J]. Melanoma Res, 2005, 15 (5): 453-9.

[127] BEDIKIAN A Y, PLAGER C, PAPADOPOULOS N, et al. Phase II evaluation of paclitaxel by short intravenous infusion in metastatic melanoma [J]. Melanoma Res, 2004, 14 (1): 63-6.

[128] HERSH E, DEL VECCHIO M, BROWN M, et al. Phase III randomized, open-label, multicenter trial of nab-paclitaxel (nab-P) versus dacarbazine (DTIC) in previously untreated patients with metastatic malignant melanoma (MMM) [J]. Pigment Cell Melanoma Res, 2012, 25 (6): 863.

[129] EKEDAHL H, CIRENAJWIS H, HARBST K, et al. The

clinical significance of BRAF and NRAS mutations in a clinic-based metastatic melanoma cohort [J]. Br J Dermatol, 2013, 169 (5): 1049-55.

[130] SALA E, MOLOGNI L, TRUFFA S, et al. BRAF silencing by short hairpin RNA or chemical blockade by PLX4032 leads to different responses in melanoma and thyroid carcinoma cells [J]. Mol Cancer Res, 2008, 6 (5): 751-9.

[131] HALABAN R, ZHANG W, BACCHIOCCHI A, et al. PLX4032, a selective BRAF (V600E) kinase inhibitor, activates the ERK pathway and enhances cell migration and proliferation of BRAF melanoma cells [J]. Pigment Cell Melanoma Res, 2010, 23 (2): 190-200.

[132] LEMECH C, INFANTE J, ARKENAU H T. The potential for BRAF V600 inhibitors in advanced cutaneous melanoma: rationale and latest evidence [J]. Ther Adv Med Oncol, 2012, 4 (2): 61-73.

[133] MCARTHUR G A, CHAPMAN P B, ROBERT C, et al. Safety and efficacy of vemurafenib in BRAF (V600E) and BRAF (V600K) mutation-positive melanoma (BRIM-3): extended follow-up of a phase 3, randomised, open-label study [J]. Lancet Oncol, 2014, 15 (3): 323-32.

[134] SOSMAN J A, KIM K B, SCHUCHTER L, et al. Survival in BRAF V600-mutant advanced melanoma treated with vemurafenib [J]. N Engl J Med, 2012, 366 (8): 707-14.

[135] HAUSCHILD A, GROB J J, DEMIDOV L V, et al. Dabrafenib in BRAF-mutated metastatic melanoma: a multicentre, open-label, phase 3 randomised controlled trial [J]. Lancet (London, England), 2012, 380 (9839): 358-65.

[136] ASCIERTO P A, MINOR D, RIBAS A, et al. Phase II trial (BREAK-2) of the BRAF inhibitor dabrafenib (GSK2118436) in patients with metastatic melanoma [J].

Journal of clinical oncology: official journal of the American Society of Clinical Oncology, 2013, 31 (26): 3205-11.

[137] LONG G V, TREFZER U, DAVIES M A, et al. Dabrafenib in patients with Val600Glu or Val600Lys BRAF-mutant melanoma metastatic to the brain (BREAK-MB): a multicentre, open-label, phase 2 trial [J]. Lancet Oncol, 2012, 13 (11): 1087-95.

[138] FLAHERTY K T, ROBERT C, HERSEY P, et al. Improved survival with MEK inhibition in BRAF-mutated melanoma [J]. N Engl J Med, 2012, 367 (2): 107-14.

[139] KIM K B, KEFFORD R, PAVLICK A C, et al. Phase II study of the MEK1/MEK2 inhibitor Trametinib in patients with metastatic BRAF-mutant cutaneous melanoma previously treated with or without a BRAF inhibitor [J]. Journal of clinical oncology: official journal of the American Society of Clinical Oncology, 2013, 31 (4): 482-9.

[140] FLAHERTY K T, INFANTE J R, DAUD A, et al. Combined BRAF and MEK inhibition in melanoma with BRAF V600 mutations [J]. N Engl J Med, 2012, 367 (18): 1694-703.

[141] PAVLICK AC, RIBAS A, GONZALEZ R, et al. Extended follow-up results of phase Ib study (BRIM7) of vemurafenib (VEM) with cobimetinib (COBI) in BRAF-mutant melanoma [J]. ASCO Meeting Abstracts, 2015, 33: 9020.

[142] SANLORENZO M, CHOUDHRY A, VUJIC I, et al. Comparative profile of cutaneous adverse events: BRAF/MEK inhibitor combination therapy versus BRAF monotherapy in melanoma [J]. J Am Acad Dermatol, 2014, 71 (6): 1102-9 e1.

[143] CURTIN JA, BUSAM K, PINKEL D, BASTIAN BC. Somatic activation of KIT in distinct subtypes of melanoma. J Clin Oncol 2006, 24: 4340-4346.

[144] DUENSING A, MEDEIROS F, MCCONARTY B, et al. Mechanisms of oncogenic KIT signal transduction in primary gastrointestinal stromal tumors (GISTs) [J]. Oncogene, 2004, 23 (22): 3999-4006.

[145] GUO J, SI L, KONG Y, et al. Phase II, open-label, single-arm trial of imatinib mesylate in patients with metastatic melanoma harboring C-KIT mutation or amplification [J]. Journal of clinical oncology: official journal of the American Society of Clinical Oncology, 2011, 29 (21): 2904-9.

[146] CARVAJAL R D, ANTONESCU C R, WOLCHOK J D, et al. KIT as a therapeutic target in metastatic melanoma [J]. Jama, 2011, 305 (22): 2327-34.

[147] HODI F S, CORLESS C L, GIOBBIE-HURDER A, et al. Imatinib for melanomas harboring mutationally activated or amplified KIT arising on mucosal, acral, and chronically sun-damaged skin [J]. Journal of clinical oncology: official journal of the American Society of Clinical Oncology, 2013, 31 (26): 3182-90.

[148] WYMAN K, ATKINS M B, PRIETO V, et al. Multicenter Phase II trial of high-dose imatinib mesylate in metastatic melanoma: significant toxicity with no clinical efficacy [J]. Cancer, 2006, 106 (9): 2005-11.

[149] KLUGER H M, DUDEK A Z, MCCANN C, et al. A phase 2 trial of dasatinib in advanced melanoma [J]. Cancer, 2011, 117 (10): 2202-8.

[150] UGUREL S, HILDENBRAND R, ZIMPFER A, et al. Lack of clinical efficacy of imatinib in metastatic melanoma [J]. Br J Cancer, 2005, 92 (8): 1398-405.

[151] LEE S J, KIM T M, KIM Y J, et al. Phase II Trial of Nilotinib in Patients With Metastatic Malignant Melanoma Harboring KIT Gene Aberration: A Multicenter Trial of Korean Can-

cer Study Group（UN10 - 06）[J]. Oncologist, 2015, 20（11）: 1312-9.

[152] CARVAJAL R D, LAWRENCE D P, WEBER J S, et al. Phase II Study of Nilotinib in Melanoma Harboring KIT Alterations Following Progression to Prior KIT Inhibition [J]. Clin Cancer Res, 2015, 21（10）: 2289-96.

[153] GUO J, CARVAJAL R D, DUMMER R, et al. Efficacy and safety of nilotinib in patients with KIT-mutated metastatic or inoperable melanoma: final results from the global, single-arm, phase II TEAM trial [J]. Ann Oncol, 2017, 28（6）: 1380-7.

[154] PROSVICOVA J, LUKESOVA S, KOPECKY J, et al. Rapid and clinically significant response to masitinib in the treatment of mucosal primary esophageal melanoma with somatic KIT exon 11 mutation involving brain metastases: A case report [J]. Biomed Pap Med Fac Univ Palacky Olomouc Czech Repub, 2015, 159（4）: 695-7.

[155] HERSH E M, O'DAY S J, POWDERLY J, et al. A phase II multicenter study of ipilimumab with or without dacarbazine in chemotherapy-naïve patients with advanced melanoma [J]. Invest New Drugs, 2011, 29（3）: 489-98.

[156] WOLCHOK J D, WEBER J S, HAMID O, et al. Ipilimumab efficacy and safety in patients with advanced melanoma: a retrospective analysis of HLA subtype from four trials [J]. Cancer Immun, 2010, 10: 9.

[157] BRAHMER J R, DRAKE C G, WOLLNER I, et al. Phase I study of single-agent anti - programmed death-1（MDX-1106）in refractory solid tumors: safety, clinical activity, pharmacodynamics, and immunologic correlates [J]. Journal of clinical oncology: official journal of the American Society of Clinical Oncology, 2010, 28（19）: 3167-75.

[158] BRAHMER J R, TYKODI S S, CHOW L Q, et al. Safety and activity of anti-PD-L1 antibody in patients with advanced cancer [J]. N Engl J Med, 2012, 366 (26): 2455-65.

[159] TOPALIAN S L, HODI F S, BRAHMER J R, et al. Safety, activity, and immune correlates of anti-PD-1 antibody in cancer [J]. N Engl J Med, 2012, 366 (26): 2443-54.

[160] HAMID O, ROBERT C, DAUD A, et al. Five-year survival outcomes for patients with advanced melanoma treated with pembrolizumab in KEYNOTE-001 [J]. Ann Oncol, 2019, 30 (4): 582-8.

[161] SI L, ZHANG X, SHU Y, et al. A Phase Ib Study of Pembrolizumab as Second-Line Therapy for Chinese Patients With Advanced or Metastatic Melanoma (KEYNOTE-151) [J]. Translational oncology, 2019, 12 (6): 828-35.

[162] TANG B, CHI Z, CHEN Y, et al. Safety, Efficacy, and Biomarker Analysis of Toripalimab in Previously Treated Advanced Melanoma: Results of the POLARIS-01 Multicenter Phase II Trial [J]. Clin Cancer Res, 2020, 26 (16): 4250-9.

[163] WEBER J S, D'ANGELO S P, MINOR D, et al. Nivolumab versus chemotherapy in patients with advanced melanoma who progressed after anti-CTLA-4 treatment (CheckMate 037): a randomised, controlled, open-label, phase 3 trial [J]. Lancet Oncol, 2015, 16 (4): 375-84.

[164] LIEW D N, KANO H, KONDZIOLKA D, et al. Outcome predictors of Gamma Knife surgery for melanoma brain metastases. Clinical article [J]. J Neurosurg, 2011, 114 (3): 769-79.

[165] FRAKES J M, FIGURA N B, AHMED K A, et al. Potential role for LINAC-based stereotactic radiosurgery for the treatment of 5 or more radioresistant melanoma brain metastases

[J]. J Neurosurg, 2015, 123 (5): 1-7.

[166] SELEK U, CHANG E L, HASSENBUSCH S J, 3RD, et al. Stereotactic radiosurgical treatment in 103 patients for 153 cerebral melanoma metastases [J]. Int J Radiat Oncol Biol Phys, 2004, 59 (4): 1097-106.

[167] BERNARD M E, WEGNER R E, REINEMAN K, et al. Linear accelerator based stereotactic radiosurgery for melanoma brain metastases [J]. J Cancer Res Ther, 2012, 8 (2): 215-21.

[168] RADES D, SEHMISCH L, HUTTENLOCHER S, et al. Radiosurgery alone for 1-3 newly-diagnosed brain metastases from melanoma: impact of dose on treatment outcomes [J]. Anticancer Res, 2014, 34 (9): 5079-82.

[169] ATKINS M B, SOSMAN J A, AGARWALA S, et al. Temozolomide, thalidomide, and whole brain radiation therapy for patients with brain metastasis from metastatic melanoma: a phase II Cytokine Working Group study [J]. Cancer, 2008, 113 (8): 2139-45.

[170] FOGARTY G, MORTON R L, VARDY J, et al. Whole brain radiotherapy after local treatment of brain metastases in melanoma patients--a randomised phase III trial [J]. BMC cancer, 2011, 11 (142.

[171] CHANG E L, WEFEL J S, HESS K R, et al. Neurocognition in patients with brain metastases treated with radiosurgery or radiosurgery plus whole-brain irradiation: a randomised controlled trial [J]. Lancet Oncol, 2009, 10 (11): 1037-44.

[172] HUGUENIN P U, KIESER S, GLANZMANN C, et al. Radiotherapy for metastatic carcinomas of the kidney or melanomas: an analysis using palliative end points [J]. Int J Radiat Oncol Biol Phys, 1998, 41 (2): 401-5.

黑色素瘤

参考文献

[173] OLIVIER K R，SCHILD S E，MORRIS C G，et al. A higher radiotherapy dose is associated with more durable palliation and longer survival in patients with metastatic melanoma [J]. Cancer，2007，110（8）：1791-5.

[174] OVERGAARD J，VON DER MAASE H，OVERGAARD M. A randomized study comparing two high-dose per fraction radiation schedules in recurrent or metastatic malignant melanoma [J]. Int J Radiat Oncol Biol Phys，1985，11（10）：1837-9.

[175] SAUSE W T，COOPER J S，RUSH S，et al. Fraction size in external beam radiation therapy in the treatment of melanoma [J]. Int J Radiat Oncol Biol Phys，1991，20（3）：429-32.

[176] ANKER C J，RIBAS A，GROSSMANN A H，et al. Severe liver and skin toxicity after radiation and vemurafenib in metastatic melanoma [J]. Journal of clinical oncology：official journal of the American Society of Clinical Oncology，2013，31（17）：e283-7.

[177] PEUVREL L，RUELLAN A L，THILLAYS F，et al. Severe radiotherapy-induced extracutaneous toxicity under vemurafenib [J]. Eur J Dermatol，2013，23（6）：879-81.

[178] JAHANSHAHI P，NASR N，UNGER K，et al. Malignant melanoma and radiotherapy：past myths，excellent local control in 146 studied lesions at Georgetown University，and improving future management [J]. Frontiers in oncology，2012，2（167.

[179] SHENG X，YAN X，CHI Z，et al. Axitinib in Combination With Toripalimab，a Humanized Immunoglobulin G4 Monoclonal Antibody Against Programmed Cell Death-1，in Patients With Metastatic Mucosal Melanoma：An Open-Label Phase IB Trial [J]. Journal of clinical oncology：official journal of the American Society of Clinical Oncology，2019，37（32）：2987-99.

[180] YAN X, SHENG X, CHI Z, et al. Randomized Phase II Study of Bevacizumab in Combination With Carboplatin Plus Paclitaxel in Patients With Previously Untreated Advanced Mucosal Melanoma [J]. Journal of clinical oncology: official journal of the American Society of Clinical Oncology, 2021, 39 (8): 881-9.

[181] 樊代明. 整合肿瘤学·临床卷[M]. 北京：科学出版社, 2021.

[182] 樊代明. 整合肿瘤学·基础卷[M]. 西安：世界图书出版西安有限公司, 2021.

黑色素瘤

参考文献